DE LA NEURASTHÉNIE GRAVE D'ORIGINE OSSEUSE

PAR

E. LE CLEC'H

ANCIEN OFFICIER DE VAISSEAU

CHEVALIER DE LA LÉGION D'HONNEUR

PARIS

IMPRIMERIE NATIONALE

MDCCCCIII

DE

LA NEURASTHÉNIE GRAVE

D'ORIGINE OSSEUSE

DE

LA NEURASTHÉNIE GRAVE

D'ORIGINE OSSEUSE

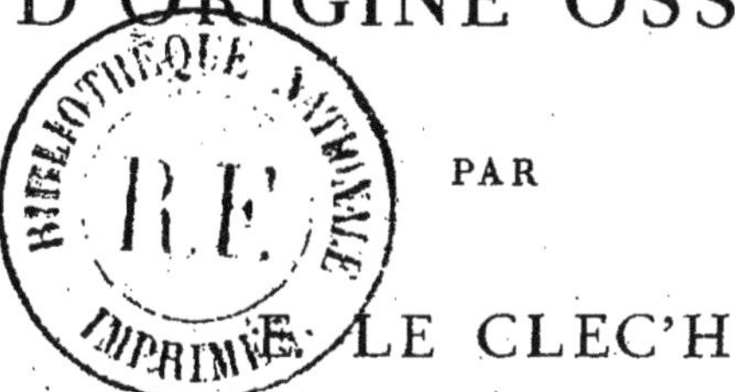

PAR

E. LE CLEC'H

ANCIEN OFFICIER DE VAISSEAU

CHEVALIER DE LA LÉGION D'HONNEUR

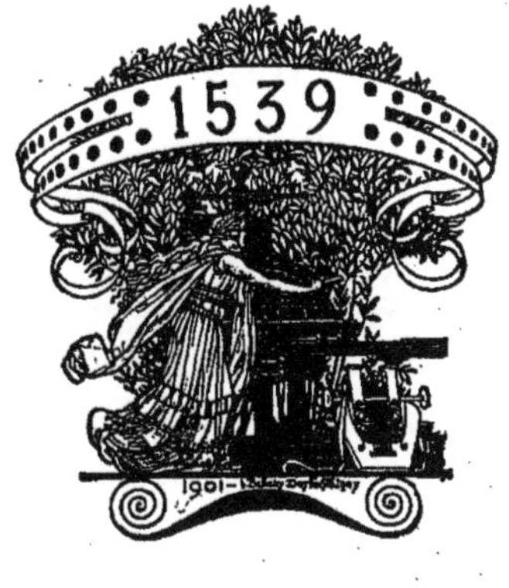

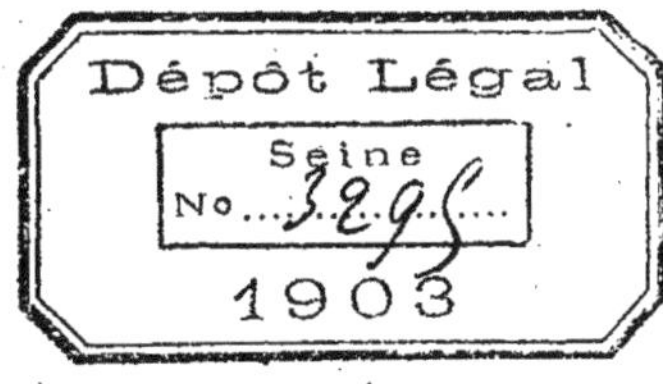

PARIS

IMPRIMERIE NATIONALE

MDCCCCIII

DE LA NEURASTHÉNIE GRAVE D'ORIGINE OSSEUSE[1]

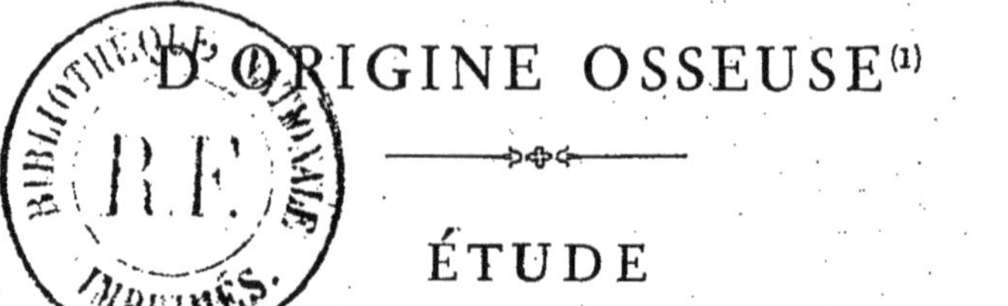

ÉTUDE SUR LES MODES RÉACTIONNELS DU SYSTÈME NERVEUX.

LOI PHYSIOLOGIQUE GÉNÉRALE
QUI RÉGIT LES RÉFLEXES DE DÉFENSE DANS LES GUÉRISONS NATURELLES.

DU RÔLE FONCTIONNEL DES *SINUS OSSI*
OU CAVITÉS D'AGRANDISSEMENT.

I. CONSIDÉRATIONS GÉNÉRALES.

Depuis l'autopsie d'une femme épileptique, décrite par Morgagni dans sa neuvième lettre, on n'ignore plus que des productions gommeuses émanant des os de la voûte, en particulier du frontal, peuvent envahir les méninges ou le cerveau.

On sait également qu'à une lésion osseuse de voisinage, due à une infection spontanée — tumeur maligne du frontal ou de l'orbite, ostéomyélite aiguë de la voûte crânienne (Terrillon), & surtout aux infections des cavités voisines, otite moyenne suppurée, maladies des fosses nasales & des sinus (Collet) — peut succéder l'abcès du cerveau. Son évolution est ordinairement rapide & sa terminaison fatale si, par suite de la difficulté de sa recherche dans la substance cérébrale, il n'a pu être évacué & drainé. Dans de rares & heureuses exceptions, après un début aigu qui permet, dans l'avenir, de fixer son étiologie, on voit

(1) Reproduction interdite.

se ralentir l'évolution de l'abcès, entrecoupée de phases aiguës : c'est l'abcès chronique dont il faut tenir compte dans le diagnostic différentiel des tumeurs cérébrales.

Le siège de l'affection causale, qui, souvent, indique la route suivie par le pus (Collet) peut être connu dans les cas aigus. Mais, lorsqu'une ostéomyélite de la voûte ou de la base, par une marche très insidieuse, atteint d'emblée l'état chronique, la recherche du foyer d'infection sera, sinon impossible, du moins fort délicate.

Ce cas ne sera pas sans analogie avec celui d'une tumeur cérébrale, développée dans les régions tolérantes d'un hémisphère, comme le centre ovale. Sans symptômes prémonitoires décelant un ostéome, se déclareront les maladies les plus tenaces, les plus rebelles à tout traitement.

L'observation relatée ci-dessous nous met en présence de troubles cérébraux graves, à pronostic sévère, dont la guérison naturelle a permis, avec l'aide des anamnestiques, de reconnaître l'origine osseuse. La neurasthénie, bénigne durant des années, devenue subitement grave, & évoluant sur les confins de la paralysie générale progressive, provenait d'une ostéomyélite chronique primitive, idiopathique, des os du crâne.

L'intensité du *nisus* physiologique, qui dirige l'activité du travail d'ossification, d'accroissement des os, atteint son maximum dans l'enfance & l'adolescence : il est à présumer que bien des maladies du cerveau ou de ses enveloppes, ainsi que du système nerveux ganglionnaire, survenant à cet âge, sans cause apparente, peuvent être rattachées à une nutrition défectueuse des ostéoblastes crâniens. L'ostéogenèse chez les jeunes sujets est, en effet, placée sous l'étroite dépendance de l'alimentation, & le rachitisme, en dehors du rôle joué par l'hérédité dans cette grave affection (Galippe & Mayet), a pu être défini par Bouchard : «une anomalie de la nutrition de l'enfant». On admet actuellement que le craniotabès est capable d'agir sur l'écorce cérébrale sous-jacente & de provoquer des accidents convulsifs.

«Durant l'ossification, les os du crâne sont très vasculaires, à la voûte surtout, où les nombreux vaisseaux, rayonnés du centre à la circonférence, accompagnent les aiguilles osseuses. Il suffit de comprimer les os dépouillés du péricrâne pour faire sourdre des gouttelettes de sang. Une injection poussée dans les vaisseaux de l'enfant jaillit sous forme de jets à la surface des os du crâne, dont on a préalablement enlevé le périoste» (Dubois & Alleix. — *Anat.* Fort). Cette grande vascularité est l'indice & donne la mesure du travail qui s'opère, de l'activité fonctionnelle des ostéoblastes. Les voies de drainage des déchets, voies veineuses & lymphatiques, seront, par suite, multipliées. «Des veines plexiformes qui émanent des réseaux d'ossification, au niveau des bosses de la voûte, se fusionnent, après la naissance, pour constituer les veines diploïques ou veines de Breschet» (Charpy), dont l'anastomose à travers les sutures ossifiées est tardive, la circulation intrapariétale des os de la voûte demeurant très longtemps particulière à chaque os. «Ces veines posséderont des valvules à leur sortie de l'os» (Lauger). «Le labyrinthe veineux du diploë des os de la voûte, véritable parenchyme de l'os, déverse son sang à travers les tables externe & interne, soit dans les veines méningées & les sinus, soit dans les veines du cuir chevelu, & cela de deux façons : 1° par d'*innombrables* veinules qui sortent par des pores très fins & qui se jettent dans les veines méningées moyennes, dans les lacs sanguins, dans les sinus ou à l'extérieur dans les veines périostiques» (Charpy). «Ces innombrables veinules possèdent une gaine lymphatique» (Schwalbe). — D'un autre côté, sous l'influence d'un processus irritatif, l'inflammation d'une des parties de l'os se propage avec rapidité aux autres parties constituantes. «Une longue observation, dit Gosselin (*Nouv. dict. de médecine & de chirurgie*), m'a appris qu'en pathologie ces trois parties, le périoste, l'os & la moelle, déjà si étroitement liées dans leurs dispositions anatomiques & leurs fonctions, sont solidaires les unes des autres, atteintes par les mêmes causes morbides &, en définitive, malades simultanément à des degrés divers.»

Ces indications anatomiques permettent de prévoir les complications que peuvent entraîner, du côté des méninges ou du cerveau, les fermentations anormales, fermentations putrides, léthales, dues à une rétention des produits d'usure des ostéoblastes & de leurs matériaux de déchet, à la suite de la dystrophie de l'un ou de plusieurs des os de l'ovoïde crânien. La fonction hématopoïétique troublée ou même abolie peut trouver ailleurs, sans doute, une suppléance suffisante, mais des agents de nature microbienne, apportés par le torrent de la circulation, viendront coloniser dans les *loci minoris resistentiæ* ainsi constitués; l'invasion pourra être latente, & l'ostéomyélite chronique qui en sera la conséquence rendra très obscure l'étiologie des affections secondaires. Il sera fort difficile de déterminer la véritable cause, qui ne pourra qu'être soupçonnée, des graves désordres engendrés : *a.* par les toxines secrétées influençant l'organisme comme poisons généraux, & surtout, *b.* par l'émigration éventuelle des agents pathogènes du côté des centres nerveux encéphaliques.

II. OBSERVATION.

HISTORIQUE ET TABLEAU CLINIQUE.

Le sujet Ch. X..., 43 ans, d'origine bretonne, est chancelier de consulat. Tempérament nervoso-sanguin. Doué d'une force musculaire peu commune avant sa maladie; n'a eu ni gourmes, ni adénopathies dans sa jeunesse. Seulement atteint, étant enfant, de rougeole & de pneumonie, affections qui furent bénignes & ne semblèrent laisser aucune trace après leur guérison. Son caractère était vif, enjoué. Pas de tare héréditaire; du côté maternel seulement, une alopécie partielle du cuir chevelu, forme fruste de pelade nerveuse, survenue dans le jeune âge & qui disparut rapidement. Aucun stigmate de maladie vénérienne; aucun antécédent psychopathique.

Atteint vers l'âge de 16 ans de pelade (tête et face), due sans doute à l'hérédité similaire, fut inutilement traité pendant trois ans pour un *porrigo decalvans,* par le système des frères Mahon. La pelade s'étant généralisée, il fut soumis durant quatre années consécutives au traitement de la *pelade décalvante,* de Bazin : épilations & badigeonnages à l'hydrate de chloral, puis frictions sur le corps, le cuir chevelu & la face, avec la pommade au turbith minéral. Ces frictions ne tardèrent pas à produire sur le sens génital des effets analogues à ceux de la ciguë sur le corps des prêtres d'Eleusis : diminution, puis absence des réflexes crémastérien & bulbo-caverneux. Aucune amélioration ne fut obtenue & tout traitement fut abandonné vers l'âge de 23 ans. — Sous l'influence d'un séjour prolongé dans les climats chauds, mis au régime de la *musa paradisiaca* (vulg. *banane*), les poils du corps reparurent d'abord, puis les cheveux repoussèrent. Le tonus trophique des filets cutanés supérieurs de l'ophtalmique & de l'occipital d'Arnold, animant le cuir chevelu, était redevenu normal. La pelade se limitait dorénavant à la barbe, aux sourcils & aux cils, conséquence d'une altération du pouvoir trophique direct sur les bulbes, des filets cutanés des trois branches terminales du trijumeau animant ces portions de la face, ou de leurs anastomoses avec le Sympathique. Cette action dystrophique se traduisait : *a.* par une légère achromie de la peau amincie (*glossy skin*) des régions géniennes, trophonévrose bilatérale bénigne sans sclérodermie; *b.* par des troubles sécrétoires : sécheresse constante de la pituitaire, sans anosmie, qui rendait l'usage du mouchoir pour ainsi dire inutile; souvent de la dacryoadénite, de la séborrhée des paupières & de l'éphydrose de la face.

La pelade était nerveuse. Le bulbe n'était pas détruit, mais seulement atrophié par suite d'une inégale répartition des matériaux fournis par le milieu nutritif.

Dès la repousse effectuée sur le corps & le cuir chevelu, l'embonpoint, qui était exagéré, fit place à la maigreur : les os des membres diminuèrent de volume. Cette corrélation entre les développements anormaux des deux systèmes pileux & osseux a été observée dans les phénomènes tardifs de l'ostéomyélite aiguë : «Du côté de la peau, on remarque souvent aussi un développement plus marqué du système pileux» (*De l'ostéomyélite aiguë,* chap. IV. Phénomènes tardifs [Lannelongue]).

Nous trouvons l'explication de ce fait en considérant l'état opposé ou exubérance des cheveux des jeunes filles : «C'est en vain, dit Devergie, qu'on médicamente ces enfants au teint pâle, aux yeux plus ou moins cernés, avec figure amaigrie, des membres grêles & une poitrine réduite à l'état osseux. Chez ces enfants, peu d'appétit, les digestions sont souvent difficiles; dégoût pour beaucoup d'aliments, sommeil plus ou moins agité & une susceptibilité nerveuse très grande. Sont-elles accidentellement prises de fièvre, tout à coup des symptômes cérébraux se manifestent : il semble qu'il y ait sans cesse un état de congestion vers la tête. Coupez la moitié de la chevelure & tout à coup l'harmonie va s'opérer : vous allez voir renaître les fonctions de l'estomac &, par suite, s'opérer la nutrition générale; la maigreur cessera peu à peu, la physionomie reprendra de l'expression & de la gaieté, l'appétit se dessinera & la substance nutritive, mieux répartie, améliorera la santé générale d'une manière remarquable.» — «On dirait que les cheveux vivent aux dépens de tout le reste de l'économie» (Devergie, *Traité pratique des maladies de la peau*).

La guérison complète de cette pelade nerveuse semblait donc assurée. Mais, de retour dans les climats humides & froids du Nord, des céphalées passagères, accompagnées d'un état fébrile, devinrent, d'année en année, plus douloureuses & plus fréquentes. Successivement apparurent les stigmates de la maladie de Beard, sauf la rachialgie & l'atonie gastro-intestinale, qui ne se montraient que par intermittences : faiblesse, insomnies assez fréquentes : céphalées en casque avec vertiges sournois & éblouissements; fatigue, surtout au réveil, pollutions nocturnes, souvent incapacité de travail : tachycardie. Sans qu'il y eût amnésie, la mémoire était devenue labile. Parfois du *tinnitus aurium,* puis des troubles vésaniques fugaces, protéiformes, enfin hypocondrie. Malgré son *ευκολια* innée & sa vie très régulière, le sujet était devenu neurasthénique.

A l'âge de 40 ans, léger accès maniaque : exaltation intellectuelle avec grande fertilité d'idées, qui fut suivie de dépression mélancolique avec hypertrophie des sentiments altruistes : dévouement morbide rappelant le cas du pasteur protestant Dodd cité par Broussais (cours de phrénologie).

Trois ans plus tard, le surmenage intellectuel & physique qui lui fut imposé à l'occasion d'une mission, joint à de grandes peines morales, amena l'affaiblissement psychique final, grâce auquel des psychoses se développèrent dans le courant du mois de janvier, offrant une gradation dans la gravité des symptômes, que l'on peut diviser en trois périodes successives :

PREMIÈRE PHASE.

(Durée : fin janvier à fin février.)

TROUBLES PSYCHIQUES.

Hallucinations auditives psychomotrices.

VOIX ET CHANTS.

Les chants entendus subjectivement sont tantôt de récente acquisition, tantôt des chants appris dans l'enfance. Les voix, mélodieuses au début, ne tardent pas à se résoudre en une cacophonie très pénible. — Rêves avec hallucinations visuelles très vives.

TROUBLES DES ORGANES DES SENS.

Cacosmie intermittente; légère perversion du sens du goût. Ces troubles de l'odorat & du goût disparaissent au bout de quelques jours. — Scotome scintillant suivi d'amblyopie unilatérale (œil gauche). L'examen ophtalmoscopique, pratiqué à la suite du soupçon de tumeur cérébrale, ne montra pas d'œdème papillaire.

SYMPTÔMES SOMATIQUES.

Mouvements automatiques de rotation de la tête. Encéphalalgie qui n'augmente pas la nuit : douleurs térébrantes, surtout au centre du crâne, aux régions frontale & temporales : exacerbation après les repas. Fonctions digestives normales, appétit vorace. Malgré la boulimie, amyotrophie généralisée rapide. — Sommeil très agité, oppression & anxiété. Pas de fièvre.

Les douleurs seront permanentes & à intensité croissante, jusqu'à la cessation de cette crise psychique, le 2 avril.

DEUXIÈME PHASE.

(Durée : fin février à fin mars.)

TROUBLES PSYCHIQUES.

Éréthisme des centres corticaux de la mémoire : hyperidéation, vues panoramiques. Reviviscence des événements les plus insignifiants de la vie, tombés dans l'oubli depuis l'enfance. Les résidus de l'expérience antérieure sortent du domaine de l'Inconscient; les clichés se succèdent avec rapidité, défilent devant la conscience, en lui donnant des impressions cinématographiques : coexistence, puis succession rapide dans la conscience, de sentiments opposés & hypertrophiés; sensations de *succube*.

Objectivation par la conscience claire de deux personnalités distinctes, à tendances psychiques diamétralement opposées, organisation & évolution méthodique de deux délires systématisés. Véritable lutte du Bien & du Mal. Ces deux personnages subconscients, par leurs discussions durant les insomnies, conduisent le *moi*, dont la faculté de synthèse semble avoir conservé toute sa puissance, au délire du doute. Pendant la journée, grâce à l'*attention*, qui peut encore être fixée, ces deux personnalités disparaissent, & la vie commune peut être suivie; dès que l'attention faiblit, réapparition immédiate. *Idée* du suicide, mais sans tendances à l'acte fortement accusées. Rêves angoissants.

SYMPTÔMES SOMATIQUES.

Alternatives brusques d'hyperesthésies des sens & de dépressions. Vertiges, éblouissements. Au moment de l'éréthisme, grande loquacité : le fossé ouvert entre la pensée & la parole est comblé, d'où psittacisme. Quand survient le collapsus, de durée fort courte, hésitation de la parole. Retard dans l'exécution des actes volontaires; souvent production d'actes contraires à ceux commandés par la volition. Fonctions intestinales régulières. Pas de fièvre. Fréquentes insomnies.

Phénomènes de fluorescence & télécinétiques, manifestations de la force ecténique de Thury, de Genève, ou de la force psychique de W. Crookes, accompagnées de la sensation *d'un souffle froid* sur différentes parties du corps. Écriture automatique.

Modification du timbre de la voix. Anisocorie.

TROISIÈME PHASE.

(Durée : du 31 mars au 2 avril.)

TROUBLES PSYCHIQUES.

Aprosexie presque absolue. Affaiblissement psychique généralisé : lacunes de la mémoire, oubli des faits récents, métamorphopsie. L'indice de réfraction psychique est profondément modifié. Obnubilation de la conscience claire, à laquelle se substitue très fréquemment la conscience idéationnelle ou onarique. Véritable épanchement du rêve dans la réalité.

SYMPTÔMES SOMATIQUES.

Faiblesse musculaire très grande; parfois tremblement & incoordination motrice généralisée. Mydriase spasmodique de l'œil gauche : le contour de la pupille est circulaire; signe d'Argyll-Robertson & abolition de l'hippus physiologique. Embarras, puis *accroc de la parole*. — *Vertices dolorum* : douleurs excruciantes de la région frontale; le sujet cherche à se briser le crâne contre la muraille. Élévation thermique. Fonctions digestives & intestinales très troublées : anorexie, soif ardente. Insomnie la nuit; le jour, sommeil comateux. Dépression du pouls, puis vomissements abondants & diarrhée. Fièvre algide & accès pernicieux diaphorétiques.

La durée de cette troisième phase n'est que de quarante-huit heures. La fièvre rémittente, avec *ictus* successifs, se déclare très violente. Le pouls, à son *fastigium* lors des accès, atteint 180 pulsations, sans tomber au-dessous de 120 dans les rémissions. Tous les symptômes provenant de l'irritation corticale cessent successivement, en même temps que les douleurs généralisées s'éteignent dans l'encéphale, à la suite du dernier accès, pour se localiser aux points suivants, la fièvre algide se transformant en fièvre inflammatoire intense :

1° Crête crânio-faciale de la face convexe du frontal, apophyses orbitaires externes & tiers interne de l'arcade orbitaire gauche;

2° Sur la ligne médiane de la partie frontale de cette face exocranienne, aux lieu & place de la dépression naturelle, apparaît, sans changement de coloration de la peau, une saillie glabellaire; la douleur y atteint une acuité particulière. Bientôt ce gonflement circonscrit devient fluctuant & indique la formation d'un abcès sous-périostique.

3° Une hypergenèse osseuse, exostose éburnée, s'était opérée entre les deux bosses frontales, devenues, par ce fait, inappréciables à la palpation.

Douleurs vives, mais erratiques, dans les os nasaux, malaires & maxillaires supérieurs. Les deux incisives centrales supérieures, dont les faces mésiales étaient séparées par un espace interproximal apparent, viennent au contact l'une de l'autre.

Sifflements dans les oreilles, dysécie. Point névralgique sous-orbitaire gauche : légère dyskinésie latérale de l'œil gauche, sensations lumineuses entoptiques, œdème des paupières.

L'abcès se vide spontanément dans le sinus frontal-maxillaire; des excrétions abondantes & de toute nature se produisent; la fièvre inflammatoire tombe & tout semble rentrer momentanément dans un ordre relatif : les bosses frontales peuvent être appréciées à la palpation; l'exostose a disparu. Durant le printemps, la sécheresse habituelle de la pituitaire a cessé : de violents coryzas se déclarent, suivis de trachéo-bronchites et de diarrhées. De térébrantes, les douleurs deviennent gravatives & disparaissent, ne laissant qu'une sensation de gêne dans les os crâniens.

Le sujet dut quitter tout service actif & se retirer à la campagne. Pendant quatre années consécutives, la fièvre rémittente ne le quittera pas, mais les troubles psychiques seront bénins & passagers. La guérison radicale de l'ostéomyélite fronto-sphénoïdale, entraînant celle de la pelade de la face, est obtenue, au bout de ce laps de temps, grâce à une diététique où prédominaient les aliments naturellement riches en composés organiques phosphorés & calcaires, jointe à l'observation rigoureuse des lois de l'hygiène, à l'abri de tout poison psychique.

III. INTERPRÉTATION.

MODES RÉACTIONNELS DU SYSTÈME NERVEUX.

Le complexus symptomatique de la crise psychique, rapportée ci-dessus, la plus grave, se produisant au moment où, dans la nature, la sève commence à gonfler les bourgeons, donne lieu aux remarques suivantes : avant l'apparition de la saillie glabellaire, la diffusion des symptômes fonctionnels semblait plaider en faveur d'une tumeur cérébrale, mais les symptômes en foyer étaient très frustes & il y avait absence de signes physiques. On pouvait cependant penser à des tumeurs du corps calleux, qui s'accompagnent de troubles intellectuels très marqués (Devic & Paviot, *Revue de médecine,* 1897). Étant donnés les antécédents du malade, le diagnostic ne s'égarait pas, semblait-il, en se portant sur un état neurasthénique subitement aggravé.

Sans son équation personnelle idiosyncrasique de résistance vitale, due à sa sobriété & à l'absence de tare héréditaire, le sujet fût devenu un paralytique général. Les symptômes pathognomoniques de la démence paralytique sont nets à la trosième phase, où se constate le *signe mortel d'Esquiros.* L'accès maniaque antérieur, les troubles vésaniques, durant lesquels l'absence de systématisation ne fut jamais observée, quelle que fût la couleur du délire, pouvaient faire soupçonner la période prodromique de la démence paralytique. Le contrôle de la région frontale n'a fait défaut que durant un laps de temps très court. Le lobe frontal n'a subi de véritable attaque qu'en dernier lieu, contrairement à ce qui se passe dans l'encéphalite chronique interstitielle diffuse typique. Mais il est évident que si l'évolution microbienne avait suivi son cours, cette neurasthénie grave, d'origine osseuse, fût devenue une pseudo-paralysie générale.

La première phase montre que, au moment où les troubles mentaux se dessinent, émergent de la nappe encéphalgique, des crêtes de douleurs, que nous retrouvons, lors du rétablissement normal de l'encéphale, localisées dans les os, surtout le frontal. L'apparition d'une exostose a une grande valeur séméïologique & donne la clef étiologique des divers désordres observés. Les commémoratifs, en rappelant les frictions au turbith minéral, pratiquées énergiquement sur les arcades sourcilières, constituant en fait un véritable traumatisme continu, indiquent immédiatement que les ostéoblastes du frontal se trouvèrent, pendant quatre années, en état dysgénésique. Profitant de cette dystrophie, & apportés par la circulation, des micro-organismes vulgaires, mais de grande résistance, ont dû coloniser dans les points à vitalité amoindrie. Les toxines sécrétées produisirent à la longue l'épuisement nerveux, & mirent le sphénoïde en état de réceptivité. Du frontal, les microbes durent gagner la partie arrière du sphénoïde, où le diploé est plus abondant.

A 43 ans, le surmenage et les peines morales, peut-être aussi la raréfaction physiologique osseuse, symptôme de l'involution régressive qui commence vers cet âge, permirent l'émigration vers les centres nerveux encéphaliques, qui donna lieu aux troubles cérébraux.

Les symptômes initiaux prouvent que l'exode vint du sphénoïde, intéressant, vraisemblablement par la voie veineuse du sinus coronaire, les fonctions de la glande pituitaire (d'où inéquilibre dans la nutrition générale & suractivité pathologique des phénomènes de désassimilation, traduite par une maigreur subite simulant la fonte paralytique) & que le lobe sphéno-temporal fut en butte aux premières attaques. La parésie des centres de projection du cortex, comprenant les sphères sensorielles de Flechsig, n'est que très peu accentuée : la région rolandique demeure presque indemne. Ce sont les centres d'association, plus complexes & par suite plus vulnérables, qui reçoivent le choc. Les mouvements de rotation automatiques de la tête, ainsi que la paresthésie des nerfs olfactifs, celle du sens gustatif, s'expliquent par l'irritation du centre psycho-acoustique (première circonvolution du lobe temporal) & de l'extrémité antérieure de la circonvolution de l'Hippocampe (T^5). Le pied de la troisième frontale et la portion contiguë de la frontale ascendante, irritées, amènent ensuite momentanément l'incoordination des mouvements des muscles du larynx & l'hésitation de la parole, cette dernière pouvant provenir de l'irritation des myélocytes des fibres d'association, unissant les centres hypothétiques de l'appareil que Richet nomme *logopoïétique,* au centre de Broca, constituant ainsi une forme fruste d'aphasie transcorticale.

Les chants entendus subjectivement (mémoire auditive verbale exaltée) étaient le résultat d'une excitation ischémique des cellules des circonvolutions temporo-sphénoïdales gauches, présage de thrombose. Les résidus des empreintes verbales, associées dynamiquement, étaient revivifiés, sans perte des associations plus récentes : les chants étaient, en effet, alternativement, ceux de nouvelle ou de lointaine acquisition. Le processus irritatif, dans sa marche du centre à la périphérie, semble intéresser les fibres commissurales du corps calleux. Le mode régulier d'activité neurologique & d'association de certains centres d'idéation des deux hémisphères du cerveau est rompu : leur automatisme est suractivé, ils s'émancipent & deviennent indépendants, sous l'œil de la conscience claire, dont le substratum anatomo-physiologique ne reçoit qu'une atteinte de courte durée & *in fine.* Les réflexes des centres volitionnels sont modifiés, ainsi que l'interférence des ondes nerveuses : on constate une diminution de leur pouvoir coercitif, de leur puissance inhibitrice. Le facteur psychique, qui accompagne les diverses élaborations des centres nerveux[1], dans la cérébration inconsciente & qui, normalement, est subsumé, a franchi le seuil de la conscience claire qui constate, sans pouvoir s'y opposer, l'émancipation de ces centres & la création de personnalités subconscientes. Ce cas pathologique nous offre donc l'exemple d'une conscience à l'état de veille, assistant à une activité simultanée, pleine et entière, de deux autres consciences luttant l'une contre l'autre; il nous prouve que la théorie du docteur Von Hartmann est admissible : « La conscience somnambulique peut prendre le dessus sur la conscience à l'état de veille, pour lui faire subir toutes sortes de souffrances. »

Lorsque les processus d'excitation, de conduction, de perception & de détermination redeviennent normaux, l'extériorisation de l'acte ne peut s'effectuer immédiatement : il y a retard dans l'exécution &, par instants, lorsque certains réflexes volitifs sont parvenus à s'extérioriser, soit sous une forme orale ou graphique, soit sous la forme d'attitudes ou de gestes, ces actes de motricité volontaire, en général provoqués, dans ces cas, par une impulsion impérieuse, sont contraires à ceux qui devaient suivre la détermination. Le sujet en a parfaite conscience; malgré la très vive contrariété éprouvée, il se sent soulagé dès l'accomplissement de l'acte. La loi du moindre effort & des moindres résistances, qui régit tous les réflexes, fait supposer que, la détermination étant prise & normalement effectuée dans les centres d'association *ad hoc,* l'influx nerveux, au lieu de suivre l'arc polyneurique habituel, dont la résistance s'est accrue sous l'effet du processus irritatif, se déverse par la voie antagoniste, demeurée saine ou de résistance moindre.

C'est à l'hypertrophie de tous les sentiments, de toutes les idées, qu'était due la mise en relief de la coexistence de leurs oppositions dans la conscience claire : simple exagération, par

(1) Centres polygonaux du professeur Grasset.

conséquent, des modes d'activité normaux des centres psychiques supérieurs. Les sentiments tels que craintes & espérances, amour & haine, etc., sont des affections éprouvées qui se développent en même temps par rapport à des objets différents. Notre réflexion porte simultanément sur des objets contradictoires : nous rapprochons, dans notre esprit, le nécessaire & le contingent, le possible & l'impossible, etc. Pour comparer & juger à l'état normal, il n'est pas seulement nécessaire d'avoir deux idées, il faut, de plus, que chacune d'elles soit également sentie par les centres qui les comparent : qu'il y ait, par suite, *double conscience* dans ces centres qui, par leur consonance, due à la multiplicité de leurs associations, donnent au sens intime, peut-être sur le plan *nouménal,* l'impression de la *conscience simple,* de l'unité indivisible (*In-dividuus*).

Les centres des deux hémisphères du cerveau, qui possèdent une activité harmonique & simultanée, peuvent être atteints, comme dans le cas présent, dans leurs associations & devenir insolidaires. Leur action synergique, coordonnée, devenue anarchique, les phénomènes du *dualisme cérébral* apparaîtront & leur extériorisation deviendra possible.

Le processus, poursuivant son œuvre morbide dans chaque hémisphère, & intéressant la *double conscience* des centres corticaux, les synthèses psychologiques du *polypier d'images* seront fractionnées : les modalités psychiques particulières aux différents territoires attaqués détermineront les manifestations pathologiques de l'*homo multiplex.* — Ce degré de désagrégation mentale, un moment atteint, ne fut pas franchi. De l'irritation des enveloppes des centres par le contact direct de l'élément délétère ou par réflexes indirects, était née surtout l'hypertrophie de toutes les idées, de tous les sentiments. La rupture d'harmonie des centres fut suivie de la formation de noyaux de cristallisations d'images, donnant l'impression de véritables personnalités, inconnues du *moi* normal[1]. La sphère de ces états seconds

[1] Individualités polygonales du professeur Grasset.

embryonnaires ne s'étendit pas suffisamment pour submerger la conscience claire, qui ressentait, de ce fait, de très vives souffrances morales.

La loi psychologique de l'antagonisme naturel entre la sensation & l'image, entre les phénomènes d'origine périphérique & les phénomènes d'origine centrale, rend compte du rôle bienfaisant de l'*attention* vivement excitée pendant la journée, & de la réapparition des personnalités subconscientes, dès que la fatigue amenait son affaiblissement.

Morgagni signale la coïncidence de l'*incube* avec l'anévrisme du cœur. Chez notre sujet, le cœur était sain; les sensations particulières qui le portaient invinciblement à croire à une possession de son être par une entité étrangère provenaient, sans doute, de l'excitation morbide du centre sexuel psychique cortical, auquel seraient subordonnés les centres inférieurs de la moelle. Cette excitation donnait naissance à une psychose, à une sorte d'hébéphrénie. Si l'altération dynamique atteint primitivement les centres médullaires, il est probable que les sensations chez l'homme seront analogues aux crises clitoridiennes ou vulvo-vaginales signalées dans le *tabes incipiens* de la femme.

La fièvre nerveuse mit fin à ces bizarres sensations internes, que connaissaient les Grecs (*ephialtès*). Le sens génital récupéra peu à peu, dans la suite, ses fonctions abolies depuis une vingtaine d'années, & tous les symptômes de la puberté furent de nouveau ressentis.

L'inflammation du tissu interstitiel & des vaisseaux, source, pour les centres qui *vivent par eux-mêmes,* d'excitations répétées, a augmenté, par addition latente, leur excitabilité.

D'un autre côté, le *pabulum vitæ* fourni par les capillaires enflammés de la névroglie étant plus ou moins vicié & devenu un irritant, les réactions intérieures des cellules nerveuses ont fait subir de profondes modifications à leur état d'équilibre physiologique. En réponse, en effet, à toute irritation intérieure provoquant des changements moléculaires au sein du neurone, le noyau, «centre directeur qui commande à la cellule tout entière

& fait concorder vers un but commun l'ensemble des actes physico-chimiques dont elle est le siège» (Gautier, *Chimie de la cellule vivante*), modifie les activités de son protoplasme. «En vertu du principe de l'*electrotonus* capillaire, les phénomènes électriques apparaissent... Ces masses protoplasmiques non homogènes, dès qu'elles se déforment, sont comparables à des piles voltaïques, & d'autant mieux qu'elles sont formées de parties successivement alcalines & acides» (Gautier). — Plus l'excitabilité des neurones sera grande, plus les changements de forme de leur protoplasme, dus à l'irritant intérieur, seront prompts & plus seront élevées les tensions électriques.

De ce mode réactionnel du système nerveux psychique résultera une hypertonicité qui, dans notre observation, domine le cortège des troubles mentaux, avec concomitance de synalgies sympathiques, déterminant, comme toute suractivité psychique, ainsi que l'a prouvé Schiff, une production de chaleur dans les centres nerveux. Cette élévation thermique sera l'un des principaux moyens de défense des neurones contre le microbe pathogène.

L'hypertonicité corticale se traduira, dans le domaine sensitif, d'abord par des variations dans la combinaison normale des harmoniques du timbre psychique (les dissonances prédomineront; le sujet accusera des changements dans son *individualité*; il ne se trouvera plus le *même*) puis, par un état d'excitation intellectuelle pouvant aller jusqu'à l'agitation maniaque suraiguë : par des manifestations délirantes de toute couleur, avec intensité pathologique des images & hypertrophie des sentiments.

Les poisons psychiques, comme on le sait, stimulent d'abord l'activité nerveuse, puis la paralysent. Cette stimulation représente la *réaction*, la défense des éléments nerveux contre l'irritant : la paralysie ne se déclare que lorsqu'ils succombent dans la lutte.

Les chances de rémission & de guérison dans la paralysie générale progressive seront d'autant plus sérieuses que les phénomènes congestifs lui donneront la forme expansive. Avant la période terminale qui fera du dément paralytique, de «tout l'être sentant, pensant & voulant, un anencéphale» (Magnan), on observera cette hypertonicité corticale; elle s'éteindra, avec le délire, à la phase ultime, au fur & à mesure des progrès de la déchéance mentale.

Dans la fièvre typhoïde, le délire bruyant constituera un symptôme moins grave que le délire calme, manifestation de la puissance nocive du processus irritatif & de la faiblesse réactionnelle des neurones. Il en sera de même pour les vertiges : le moins bruyant, le plus sournois sera le plus grave; le vertige stomacal, qui a le don d'effrayer, sera le moins dangereux; le vertige marin, si bénin, ne procède-t-il pas à grand orchestre?

Tant qu'un mal incurable ne ronge pas les tissus vivants, ne désorganise pas les ressorts de l'économie, «la douleur physique, telle que la conçoit la physiologie, a sa raison d'être» (J. Rochard). «La douleur, dit Lucas-Championnière, est un appel à la défense, un avertissement du danger qui nous menace. Toutes les fois qu'une circonstance quelconque menace notre individu, elle se présente grave ou légère, & l'on peut estimer que sa survenue a pour nous un caractère providentiel, aussi l'a-t-on traitée de bienfaisante.» Modalité particulière de l'activité nerveuse, traduction d'un mode spécial de mouvement nerveux, elle est le cri d'alarme, le moniteur utile & nécessaire de toutes les agressions. Sauf dans telle circonstance spéciale dépendant d'une constitution particulière du sujet (hystérie), l'absence de douleur sera bien, dans les cas graves, le *sigillum Diaboli*. — «La douleur n'est, du reste, possible qu'autant que l'intégrité des régions centrales est complète; les paralytiques généraux accuseront au début de la maladie des douleurs de tête fort vives; ces symptômes douloureux s'effaceront à mesure que s'opérera la désorganisation et la destruction lente du *sensorium*» (Luys, *Le Cerveau*). — Dans le cas du sujet Ch. X... elle est le signe d'une rupture de l'harmonie des fonctions, le syndrôme obligé du mouvement réactionnel des neurones, et mesure l'irritation subie : son intensité, comme celle du mouvement, sera proportionnelle à l'excitation tant que la guérison pourra survenir, ce qui a lieu. Mais deux états opposés, la pléthore & l'anémie, peuvent engendrer les mêmes symptômes de douleur; nous les retrouverons dans les deux périodes de réflexes défensifs du système nerveux ganglionnaire. — La douleur de l'anémié, provenant d'asthénie, du manque d'énergie vitale cellulaire (douleur négative de Dumont & de Grote), ne cessera que par une suralimentation appropriée. La même douleur, chez le pléthorique, douleur positive produite par une suractivité fonctionnelle, par une obstruction des voies de drainage de l'organisme, ne pourra disparaître que par la diète & l'élimination des déchets. — Si, comme quelques physiologistes l'admettent, les centres possèdent des nerfs dolorifères, la douleur sera l'effet d'un réflexe de défense de ces nerfs, provoquant lui-même d'autres réflexes, les réflexes sudoraux, par exemple.

La psychiâtrie naturelle nous montre que pour guérir, dans le sens vrai du mot, il faut souffrir; que la cessation de la douleur s'obtient : *a.* par l'arrêt de l'évolution de l'élément morbide; *b.* par des changements de localisation de cet élément; & enfin *c.* par sa soustraction de l'organisme, sous forme de déjections.

Dès l'instant où les réflexes volitionnels commencent à devenir franchement anormaux, la céphalalgie atteint son paroxysme, puis s'amende à la suite d'abondantes excrétions. La fièvre rémittente va commencer, les psychoses vont disparaître; l'ostéomyélite chronique prendra la forme aiguë & l'éradication des colonies microbiennes va s'opérer.

Aux printemps & automnes se renouvelleront, mais sans *ictus,* les accès de fièvre algide, dont le nombre & l'intensité iront en diminuant d'année en année; quelques symptômes persisteront jusqu'à la dernière fièvre inflammatoire, qui clôt l'ère de cette longue lutte :

1° Le contact maintenu des deux incisives médianes supérieures, dû à un léger écartement des apophyses montantes des maxillaires supérieurs, résultant de l'ostéite frontale;

2° Des troubles de l'audition. Comme leur maximum d'intensité coïncidait avec le moment où la fièvre algide se transformait en fièvre inflammatoire, on pouvait leur assigner comme cause le rétrécissement de la trompe d'Eustache par la réplétion de la partie profonde du plexus ptérygoïdien; les excrétions, lors de la défervescence, en déchargeant le plexus, les abolissaient, mais ils ne tardaient pas à reparaître;

3° Enfin la mydriase spasmodique de l'œil gauche, se montrant par intermittences & résultant de la contraction de petits vaisseaux.

Les réflexes médullaires étant très diminués, la lutte ayant le cerveau pour théâtre, la chambre sera gardée, tout effort évité, sauf pendant la saison d'été, qui, amenant de fortes sudations, amende l'état de fatigue habituel, & sauf durant la défervescence des fièvres inflammatoires, précipitée par la *gestation in open air.*

Le pouls oscillera de 96 à 110 pendant les rémissions, pour s'élever à 180, puis 170, 160 et 150 pendant les accès. Des douleurs ostéocopes frontales circumorbitaires & interorbitaires, que la percussion du frontal n'augmentait pas, seront seules ressenties, donnant l'indication exacte du lieu de fondation de la colonie-mère. L'absence de douleur à l'intérieur du crâne prouvait que les colonies-filles du sphénoïde, après leur migration, avaient été éliminées en grande partie lors de la crise principale, un certain contingent ayant pu regagner le frontal.

Les micro-organismes de résistance inférieure à celle du système nerveux en état d'équilibre physiologique avaient très longtemps vécu, malgré le conflit permanent subaigu, en quelque sorte à l'état de symbiose avec les ostéoblastes dystrophiés, les toxines secrétées amenant, comme accident paramicrobien, la neurasthénie. Après un envahissement subit de certains territoires de l'encéphale, ils avaient été refoulés à la suite de l'attaque victorieusement soutenue par les neurones. Actuellement, la lutte va nous offrir le spectacle de l'organisme se délivrant d'une maladie chronique : d'un côté les microbes usant leur résistance, par suite leur nocivité, par le fait même du conflit devenu aigu, de l'autre les cellules osseuses, récupérant par une diététique spéciale l'énergie vitale nécessaire à l'accomplissement normal de toutes leurs fonctions, aidant l'armée des leucocytes à expulser l'élément hétérogène, sous la direction du système nerveux ganglionnaire, en vertu de la solidarité des parties de l'*un-tout* organique.

En automne, la fièvre prenait le type tierce : les accès étaient souvent subintrants, au nombre de 7 d'abord, puis de 4 et de 2; ils offraient plus de perniciosité que les accès printaniers, plus francs. Tous offraient les trois stades : d'algidité avec urines incolores, nerveuses; de chaleur & de sudation.

L'accès printanier amenait le réveil des douleurs ostéocopes les plus vives; la fièvre, au stade de chaleur, devenait franchement inflammatoire avec 39° à 39° 5 de température, le pouls battant plein, dur, aux environs de 120 pulsations. La défervescence avait lieu à la suite de sueurs, d'urines chargées avec augmentation d'urée, de déjections alvines, de sérosités & mucosités nasales extrêmement abondantes, d'odeur fétide, produits des foyers septiques de l'os frontal, se faisant jour au dehors & offrant à l'observateur les symptômes d'un empyème du sinus frontal-maxillaire. A ces hypersécrétions succédaient le calme & la régularité des fonctions.

Dans l'intervalle des changements de saison, de la pyrexie & une grande lassitude prouvaient l'existence du conflit, quoique à l'état latent. Des périodes de cynorexie & d'anorexie se succédaient alternativement. On remarquait, durant la période de boulimie, de l'hypothermie, surtout aux extrémités des membres, une fréquence du pouls plus accusée, de la fatigue musculaire, de l'hypocrinie généralisée, surtout de la constipation. Douleurs de tête, dans la matinée, disparaissant après le repas, dues par conséquent à un manque d'énergie vitale cellulaire. La période d'anorexie avait une durée moindre, mais coïncidait avec une élévation thermique très marquée : on observait de la diaphorèse, surtout la nuit; de la diurèse, des selles diarrhéiques, des sinusites légères, souvent de la soif; les mêmes douleurs de tête que durant l'autre période, mais ne cessant que par la diète, à la suite des éliminations; elles provenaient donc d'une réplétion des voies de drainage. La décharge de ces voies opérée, la fatigue musculaire, la polydipsie disparaissaient; le pouls reprenait son niveau ordinaire (96 à 110), & la température sa normalité.

A l'expiration de chaque double période de boulimie & d'anorexie, la sensation bien nette d'un accroissement notable de la vigueur générale, d'une diminution de l'asthénie musculaire, était ressentie par le sujet.

Durant l'un des premiers accès, après refus de tout médicament, le malade, cédant aux sollicitations d'un parent, absorba du vin de Constance : l'hypothermie des membres inférieurs atteignit la limite de la thermanesthésie; l'inspiration devint plus laborieuse; la tachycardie, paroxystique; le timbre de la voix s'altéra davantage. Mais l'accès fut de moindre durée; plus rapidement s'effectua le retour de la chaleur à la périphérie. Accoutumé aux sensations internes déjà éprouvées, dès que, à la suite des prodrômes habituels généraux (grande lassitude, baillements, pandiculations, & une aura psychique spéciale : sentiment pénible d'anxiété & d'amoindrissement de la puissance volitionnelle, traduction des troubles de cette émotion complexe, le *self-feeling*), le pouls commençait son ascension, l'expérience était renouvelée & le même résultat obtenu. Désormais, que les accès fussent ou ne fussent pas subintrants, l'état fébrile ne causait aucune appréhension et le sujet avait appris à *gouverner sa fièvre*. Le sens gustatif l'incitait, du reste, à l'absorption du tonique, mais la répugnance, le dégoût, se montraient, au contraire, ainsi que l'anorexie, dès que la fièvre devenait inflammatoire. L'eau pure était alors le seul breuvage instinctivement réclamé. Dès qu'il sentait & constatait un amendement dans les symptômes de lutte, le patient s'efforçait de vaincre la lassitude & se débarrassait rapidement des derniers phénomènes inflammatoires, en mettant en pratique la *gestation in open air*, qui amenait une hypersécrétion intestinale. «L'intestin, dit le docteur F. Lagrange (*Physiologie des exercices du corps*), est un des organes éliminateurs qui doit rejeter au dehors la plus grande partie des déchets de combustion... Un simple fait d'observation prouve que l'intestin doit recevoir sa part dans les produits éliminés comme déchets à la suite des combustions. Quand les combustions augmentent par suite d'un travail musculaire excessif, il y a toujours plus d'évacuations & les selles sont rendues plus liquides : l'intestin paraît avoir subi le contact de matières jouant un rôle laxatif, & ces matières, ne venant pas du dehors par un changement dans le régime alimentaire, ne peuvent venir que de l'organisme lui-même. Les produits de désassimilation, augmentés par l'exercice musculaire, s'éliminent par l'intestin & excitent sa contraction pour produire des selles plus fréquentes.» Les excrétions de bile étaient surtout considérables.

Depuis les expériences de Bouchard prouvant que la bile est neuf fois plus toxique que l'urine, on conçoit que, à la suite de ces éliminations de matières excrémentitielles, dont l'abondance provenait d'une suractivité fonctionnelle des cellules hépatiques, succédant, sans doute, au ralentissement de la sécrétion biliaire, dû à la fièvre (expérience de Pisenti), on conçoit, disons-nous, que la veine porte fut déchargée, la pyléphlébite évitée, que la circulation entéro-hépatique de la bile (Schiff) reprit son cours normal, & que le calme survint. La veine porte ayant un double rôle évacuateur & absorbant, on comprend aussi, «ses radicules allant, pour ainsi dire, puiser les microbes dans l'intestin» (Collet), la vérité de l'adage ancien : *Vena portarum, porta malorum.*

Par l'auto-clinique naturelle, était acquise la certitude que les rapports étymologiques des mots : *Febris,* «fièvre» & *Februum,* «purification», trouvaient bien, en ce cas, leur justification.

Pour légitimer cette déduction & reconnaître le rôle réel de la fièvre, dans cette observation, il est nécessaire d'analyser le phénomène de l'inflammation, caractérisé, comme on le sait, par un retour à l'état embryonnaire des cellules atteintes par l'irritation, & considéré comme une exagération des phénomènes physiologiques & normaux de la nutrition, comme une *réaction*, déterminant l'hyperhémie du système vasculaire voisin du tissu enflammé & la diapédèse des leucocytes.

Lorsque les dégâts causés à la suite de lésions produites par brûlures ou blessures sont réparés naturellement, on constate que c'est le phénomène de l'inflammation qui opère la guérison. Dans les plaies non pénétrantes des artères, on voit s'exhaler la lymphe plastique, qui s'organise rapidement, & la production de bourgeons charnus, si la plaie est exposée à l'air; en cas de plaie pénétrante, l'inflammation adhésive, consécutive à l'infiltration du tissu cellulaire du voisinage, forme le caillot obturant la plaie, & la cicatrisation se produit. En dehors des lésions dues aux traumatismes, l'inflammation sera également le phénomène réparateur des dommages subis par l'organisme, du fait de l'irritation, mais toujours régi par des réflexes de défense.

L'irritation est l'offense de l'agent hostile à la vie organique : l'inflammation est bien la réaction vitale des forces conservatrices qui réagissent contre l'irritant. Il y a donc antagonisme, opposition absolue entre ces deux états. Aucune inflammation ne pourra survenir sans une irritation interne ou externe.

N'ayant en vue que la recherche des modes réactionnels de l'organisme livré à ses propres ressources, dans les guérisons naturelles, nous remarquons qu'il ne peut que vaincre les agents pathogènes, contre lesquels il peut lutter, en premier lieu, par une élévation thermique, locale ou générale. L'expérience de Pasteur (choléra des poules), nous montre l'importance du facteur *température du corps de l'animal*, & prouve que un *optimum thermique* nécessaire est réclamé par le «microbe» pour lui devenir funeste: «Il y a, dit Collet, des conditions adjuvantes individuelles, dont quelques-unes expliquent la moindre résistance de l'organisme à l'infection : telle est l'action du froid.» Tous les microbes ne poussent pas dans les mêmes limites de température : la végétation cesse, en général, vers 40 degrés (Courmont), mais, sur l'échelle eugénésique des hôtes habituels de nos cavités naturelles, chacun d'eux possède son *optimum thermique*. Un abaissement de température sera, toutes choses égales d'ailleurs, suffisant pour faire cesser le *microbisme latent,* vis-à-vis d'un organe refroidi, permettre l'assaut microbien & la maladie *a frigore*.

L'*optimum thermique* de ces agents pathogènes sera, par conséquent, inférieur à 37°5, & la première impression ressentie, du fait de leur attaque, par le système nerveux, sera celle du *froid,* manifestée par le tremblement ou le frisson. D'un autre côté, l'étroitesse des limites thermiques les plus favorables à une végétabilité, dangereuse par la virulence développée, est remarquable : il suffira d'une hyperthermie de quelques degrés (1 à 3), pour produire dans la physiologie des microbes, des modifications très sensibles, atténuer leur vitalité & rendre la tâche des leucocytes facile. Lorsque la température *optima* du microbe est égale (bacille de Koch qui se développe à la température de 37 degrés sur le sérum coagulé) ou supérieure à celle du corps (*bacillus anthracis*), par exemple, l'agent septique semble exercer une action toxique sur la partie où il se fixe. Dans le premier cas, les follicules de Köster apparaîtront; dans le second cas, surviendra la gangrène, la réaction faisant défaut. L'apyrexie est toujours alors, comme le prouve la clinique, de très mauvais augure.

«Tout poison qui agit sur un tissu est d'abord un irritant, puis, si la dose est plus forte, il devient pour ce tissu une cause de mort. D'abord irritation, puis la mort; l'irritation étant le commencement de la mort» (Richet, *Essai de psychologie générale*). L'irritation sera donc *froide,* de sa nature, par rapport à l'organisme, & le commencement du froid glacial de la mort. Le premier réflexe défensif, caractérisant le phénomène de l'inflammation, sera le même que celui produit par l'impression du froid, c'est-à-dire un réflexe vaso-constricteur des capillaires, mais qui sera immédiatement suivi d'un autre réflexe vaso-dilatateur actif : «L'érythromélalgie est considérée comme une paralysie vaso-motrice, ou plus justement, en raison de son intermittence, comme une vaso-dilatation active» (Collet).

L'inflammation aiguë ou phlegmasie sera, pour nous, suivant l'étymologie de ces mots, le feu (*inflammare,* «brûler», φλεγω, «je brûle») atténuant, consumant la résistance de l'irritant. Le terme le plus éloigné de ce dernier état sera l'état strumeux, & son expression la plus élevée résidera dans l'opération de la cautérisation. Entre ces deux points extrêmes, on peut trouver tous les degrés du mode réactionnel inflammatoire de l'organisme. Lorsque, pour apaiser l'inflammation, des émollients sont employés, ce n'est pas l'inflammation elle-même qui est attaquée, mais elle est, au contraire, aidée dans sa lutte contre l'irritation qui, étant vaincue, fait rentrer aussitôt la réaction inflammatoire vitale en repos. On trouve la preuve de ce fait dans l'emploi inopportun des mêmes émollients si l'atonie existe; ils deviennent alors un principe d'irritation & soulèvent contre eux une nouvelle inflammation. Franche, l'inflammation nous semble l'élément nécessaire à toute guérison naturelle. Si l'on voit la gangrène succéder à de violentes inflammations, c'est que celles-ci, expressions du combat entre la vie et la cause morbide venant à cesser, la mort triomphe : un calme trompeur apparaît en même temps que l'irruption de la gangrène; l'action vitale étant vaincue, toute résistance organique cesse, avec l'inflammation, sur la partie gangrenée. Mais, dans les cas rares où survient la guérison, l'inflammation établit, au contour de la partie frappée, une ligne de démarcation entre le mort et le vif, l'eschare gangréneuse est éliminée, les symptômes adynamiques sont alors remplacés par des phénomènes franchement inflammatoires.

Les actes réflexes du système nerveux végétatif, mouvements musculaires réflexes, nutritifs, d'inhibition, sont régis par les lois formulées par Pflüger. Admirablement appropriés à l'existence & à la conservation de l'être, ils manifestent une intelligence infaillible quant au but. Cette intelligence du grand Sympathique, en travail permanent de création & de conservation organique, remplit harmonieusement sa mission, si elle n'est pas entravée par la violence des éléments contraires, par l'incohérence de la vie extérieure ou par les réflexes psychiques. L'état de maladie constituant un combat, au sens étymologique du mot, si, comme nous le supposons, la résistance est supérieure à l'agression, l'équilibre des fonctions se rétablira à la suite d'une succession de réflexes défensifs, régis par le déterminisme le plus rigoureux.

Envisagé à un point de vue général, le phénomène de l'inflammation s'observe dans les vaisseaux capillaires ou en dérive. Rappelons les observations microscopiques. En nous maintenant dans les limites imposées par la *loi de localisation,* de façon à ce que la circulation locale soit seule intéressée, laissons tomber une goutte d'un acide concentré choisi sur la membrane interdigitale de la patte d'une grenouille. En réponse à l'irritation extérieure du tissu, le microscope décèle deux réflexes se succédant immédiatement. Le premier réflexe est vaso-constricteur : le cours du sang est accéléré dans les capillaires sanguins. Les leucocytes se trouvent donc agglomérés en plus grande quantité. Un même réflexe vaso-constricteur doit, de même, accélérer la circulation de la lymphe & régir les lymphatiques. Le deuxième réflexe amène une vaso-dilatation, soit par paralysie consécutive, soit plutôt par action inhibitoire du *tonus* vasculaire des vaso-dilatateurs. La diapédèse se produit, la circulation se ralentit, puis s'arrête de proche en proche dans les capillaires du voisinage, les globules sanguins sortant par des déchirures spontanées de la paroi des capillaires.

Le mouvement d'accélération du cours du sang, dû au premier réflexe, est proportionnel à l'excitation & assure l'envoi, sur la portion de territoire attaquée, du nombre de défenseurs jugé nécessaire par le ganglion nerveux. La dilatation consécutive des capillaires, due au second réflexe, rendue possible grâce à leur propriété d'élasticité, entraîne l'hyperhémie qui va permettre : *a.* une concentration momentanée des défenseurs, puis leur diapédèse, c'est-à-dire le contact direct avec l'irritant; *b.* une élévation thermique, pour combattre le froid de l'irritation; *c.* des déchirures spontanées, l'arrêt de la circulation étant complet dans le tissu enflammé : les hématies, vecteurs d'oxygène, fourniront le gaz indispensable aux combustions interstitielles qui précèdent l'élimination des déchets de la lutte.

Telle est la phase de début de l'inflammation, caractérisée par les deux réflexes successifs, qui sont bien des réflexes défensifs & l'expression du mode réactionnel du ganglion nerveux.

Le contact des défenseurs avec l'élément hétérogène étant opéré, la lutte proprement dite va commencer. On assiste simultanément : *a.* à une succession de procès fermentatifs dus à la présence de la goutte d'acide & des globules blancs; *b.* à une prolifération des corpuscules du tissu conjonctif, retrouvés dans les exsudats sous forme d'une grande quantité de cellules arrondies, traduction histologique de la défense de ce tissu contre l'irritant; *c.* à une formation de fibrine, indépendante de celle existant dans le sang, qui, par la consistance qu'elle prend, interpose des barrières entre les éléments & opère ainsi la division du travail de défense : exhalation de fibrine, sans laquelle la production du pus ne pourrait exister.

Si une inoculation de microbes est la source de l'irritation, on constate toujours les deux réflexes défensifs : *a.* la multiplication des microbes, leur action plus ou moins nocive sur le tissu; *b.* &, à la suite de la diapédèse des globules blancs phagocytes, le combat entre ces éléments.

Dès le conflit terminé, une rétrocession de toutes les manifestations inflammatoires a lieu : les vaisseaux recouvrent leur perméabilité. Si la phlegmasie a pris fin par résolution, c'est que les déchets ont été réabsorbés par les voies de drainage & repris par la circulation générale, pour être expulsés par les émonctoires naturels. Si la coagulation de la fibrine a provoqué l'induration, elle précédera la formation du pus, toujours incoagulable, & la suppuration s'effectuera. L'organisme aura ainsi éliminé les produits de déchets de la lutte & les éléments d'irritation.

L'expression symptomatique de l'inflammation aura été : douleur, rubéfaction, chaleur & tuméfaction.

Le phénomène de la phlegmasie se divise donc en deux périodes très distinctes :

1° La période de conflit;

2° La période de pacification ou d'élimination des déchets.

Si l'on suppose l'irritant doué d'une nocivité supérieure à la résistance que peut lui opposer le ganglion périphérique, celui-ci fait appel aux ganglions supérieurs & aux centres nerveux. Les lois de l'irradiation, de coordination, régiront les réflexes défensifs. Toute loi de la nature n'étant qu'un fait généralisé & l'expression des rapports nécessaires qui résultent de la nature des choses, les mêmes phénomènes se produiront : leur amplification ne peut que masquer leur similitude, sans y porter atteinte. Or, durant le conflit précédemment examiné, nous trouvons : malaise ou douleur, circulation plus rapide du sang, apport d'oxygène, élévation thermique. C'est là le tableau en miniature de la fièvre inflammatoire. Le territoire confié à la garde du ganglion périphérique *a la fièvre*. La manifestation de cet état fébrile local *est le résultat des fonctions défensives du ganglion* & cessera avec l'élimination du pus, des déchets.

L'analyse de la fièvre inflammatoire va nous conduire aux mêmes conclusions.

Pour fixer les idées, laissant de côté les causes occasionnelles, supposons un organisme vigoureux repoussant l'attaque, sur un ou plusieurs organes internes, d'une colonie microbienne d'origine endogène ou exogène, & d'une nocivité banale, mais telle que, pour résister & vaincre, les activités fonctionnelles de tous les centres nerveux, liés par la plus étroite solidarité, soient mises en jeu. Ce sera, par exemple, le cas d'une affection cyclique, produite par le pneumocoque : la pneumonie lobaire aiguë.

Une impression primordiale de *froid,* causée par l'entité morbide, sera ressentie par les nerfs sensitifs & se traduira, par conséquent, par le *frisson,* indice de rupture de l'équilibre thermique, de la réaction du système nerveux contre l'abaissement de température. Cette impression sera suivie d'une mise en activité presque simultanée des centres thermiques & des centres vaso-moteurs. A l'instigation des premiers, les réflexes vaso-constricteurs cutanés vont, momentanément, produire par leur action une rétention de calorique; durant le stade de frisson, la peau sera pâle, exsangue, la déperdition de calorique restreinte. Les centres vaso-moteurs vont également déterminer des réflexes vaso-constricteurs, ayant pour but d'accélérer la circulation & de permettre ainsi l'envoi immédiat des défenseurs & leur concentration sur les points menacés.

Les ganglions périphériques, ayant une innervation propre & recevant, les premiers, le choc des assaillants, vont, comme dans le phénomène de l'inflammation locale, réagir par leurs réflexes défensifs vaso-constricteurs, immédiatement suivis des vaso-dilatateurs des capillaires, d'où hyperhémie. Ce sera le stade d'engouement de la pneumonie franche. — Mais, comme l'expédition de défenseurs doit être constamment renouvelée, les centres vaso-moteurs vont produire, durant cette hyperhémie continue des capillaires, une vaso-constriction artérielle générale, qu'ils maintiendront nécessairement jusqu'à la cessation du conflit.

Tels sont les premiers réflexes défensifs contre l'attaque microbienne.

La pression sanguine, augmentée dans les capillaires dès leur dilatation, ainsi que dans les artérioles & veinules relâchées, baisse, au contraire, dans les artères afférentes. Le *cœur,* réglant ses mouvements d'après la résistance à vaincre (Marey), & la tension, diminuant, accélère ses battements.

Par le fait de l'hyperhémie des capillaires, surtout des conflits calorigènes, la chaleur s'accroît, & cette impression, reçue par les centres thermiques, sera le point de départ de la cessation des réflexes vaso-constricteurs cutanés, que remplaceront des réflexes vaso-dilatateurs, car les combustions interstitielles, auxquelles donnent immédiatement naissance les conflits, vont fournir une surproduction de chaleur, qui doit être combattue par l'augmentation de rayonnement, cause de déperdition de calorique.

La *peau* deviendra chaude & congestionnée.

La rétention de calorique du stade de *frisson* sera donc fort courte & durera le temps qui est nécessaire :

1° A la production des vaso-constrictions, cutanée & artérielle, & de l'hyperhémie des capillaires centraux, suivie d'une hyperthermie immédiate, due aux combustions interstitielles;

2° A la production des réflexes vaso-dilatateurs cutanés par les centres thermiques impressionnés par cette hyperthermie. Les changements de calibre des vaisseaux se faisant, d'ailleurs, avec la lenteur particulière à la contraction des fibres lisses.

Plus la lutte sera vive, plus l'envoi des défenseurs sera rapide, plus les réflexes défensifs vaso-constricteurs des artères seront accentués, plus la tension sanguine diminuera, plus le cœur accélérera ses battements. Concurremment, les combustions interstitielles augmenteront d'intensité, puisqu'elles dépendent du nombre des éléments aux prises : l'*hyperthermie* se dessinera plus ou moins rapidement, réclamant un apport d'oxygène proportionnel. Le centre respiratoire bulbaire, excité par l'acide carbonique accumulé dans le sang surchauffé, déterminera une accélération du rythme respiratoire. Cette polypnée thermique, jointe à la suractivité mécanique du cœur, sera bien un facteur important de la thermogenèse, mais mitigé : *a.* par le contact plus rapide de l'air extérieur avec le sang; *b.* & par l'évaporation pulmonaire devenue plus active : double cause de réfrigération.

L'alimentation, étant en rapport avec l'accroissement des combustions, sera supprimée : on constatera de l'*anorexie*. L'anorexie indique, du reste, que les voies de drainage sont encombrées, & que les matériaux de nouvelle formation ne pourraient se fixer sur des tissus saturés de déchets.

L'existence de la sensation interne de *soif* est constamment liée à un état du sang, caractérisé par la diminution de sa portion aqueuse & l'augmentation consécutive de ses éléments salins.

Elle croîtra avec l'intensité des combustions, des actions chimiques thermogènes. L'absorption de liquide réclamée par l'organisme aura plusieurs effets principaux :

1° Restituer au sang déshydraté l'eau éliminée par les poumons, dont le fonctionnement est exagéré; fournir ainsi à la bile, à la salive, au suc pancréatique, etc., l'eau nécessaire à leur formation, quoique en faible quantité; les sécrétions pancréatique, hépatique & intestinale qui, normalement, d'après Kühne, déversent dans l'intestin un volume d'eau plus considérable que celui des déjections diarrhéiques les plus profuses, sont plus ou moins suspendues pendant la période de conflit;

2° Empêcher un ralentissement dans l'humectation nécessaire à l'endosmose, l'absorption des déchets par les voies de drainage devant être immédiatement effectuée;

3° Augmenter la tension sanguine des grosses artères & par conséquent soulager le travail du cœur;

4° Faciliter les procès fermentatifs interstitiels;

5° Enfin l'eau est indispensable à la vie des microbes &, suivant leur degré d'hydrophilie, la spoliation aqueuse sera plus ou moins considérable, & la soif sera plus ou moins augmentée. — La polydipsie cessera dès que, les conflits terminés, l'organisme aura entièrement éliminé les déchets.

La *fatigue,* due d'abord, comme l'a établi Carvalho, à l'épuisement dynamique résultant du travail exagéré du système nerveux, puis à l'accumulation, dans le tissu des muscles lisses, des matériaux de déchets de la contraction & de la consommation des substances de réserve, augmentera d'autant plus que le sang sera surchargé de déchets, & que les substances extractives de ces muscles seront considérables, car les produits du travail musculaire, durant le conflit, contiendront des leucomaïnes en plus grande quantité. Cet état de fatigue s'amendera également avec l'élimination des déchets, substances fatigantes des muscles.

Dès que les combustions interstitielles augmentent, les déchets provenant des combustions incomplètes — «fumée, cendres

& suie du corps» (Dr Lagrange) — immédiatement transportés, par les voies de drainage, vers l'épithélium glandulaire, *porte de sortie,* vont provoquer l'état saburral de la *langue,* dont le signe relèvera, par conséquent, de la séméiotique générale.

Durant la phase de combat, stade de l'hépatisation rouge de notre exemple, les fibres excito-sudorales de l'épithélium glandulaire cutané, à cellules myo-épithéliales, seront soumises à une action inhibitoire. Le travail des glandes étant thermogène sera suspendu. La *peau* restera chaude et congestionnée, mais *sèche,* jusqu'au moment où, la lutte ayant pris fin, l'inhibition cesse & permet l'ouverture de cette voie de sortie.

L'hypercrinie consécutive, caractérisant la phase de pacification, sera déterminée par les réflexes de défense vaso-dilatateurs, que l'on peut nommer *réflexes déjectifs*. L'accroissement de température, dû au travail de l'épithélium glandulaire, sera alors compensé par la réfrigération causée par l'évaporation de la sueur. — La sudation n'est due ni à l'élévation thermique, ni à l'impression de chaleur recueillie par les terminaisons périphériques des nerfs sensitifs, ni à une excitation directe des centres nerveux par le sang. L'inhibition des fibres excito-sudorales ou l'interférence due à des fibres freno-sudorales ne cesse qu'au moment où l'excrétion des déchets doit s'opérer : elle est commandée par les réflexes déjectifs. Dès que cette élimination a lieu, la température baisse, la fièvre tombe.

La phase de pacification se traduira par des sueurs, des urines chargées, des déjections alvines, des expectorations, des éruptions, etc., toutes éliminations *critiques, fonctions* de réflexes défensifs de l'organisme, qu'il est impossible de confondre avec les hypercrinies colliquatives, qui ont pour caractère commun & distinctif d'être suivies d'épuisement croissant, d'aggravation sans aucune compensation de soulagement durable, & se rencontrant surtout dans les états morbides passés à l'état chronique, en l'absence de toute réaction vitale inflammatoire, ou quand cette dernière est vaincue dans sa lutte contre le microbe, stade de l'hépatisation grise.

Dans l'exemple choisi, l'état fébrile occasionné par l'attaque d'un microbe banal suit une marche régulière, parce que le système nerveux se défend en vertu de lois fixes & immuables, & les deux phases, de combat & de pacification, sont nettement tranchées. Lorsque le microbe est très nocif & que, par suite, la lutte est des plus vives, l'activité des combustions interstitielles est intense & la température atteindra d'emblée un degré élevé. Dans ces cas graves, nous voyons, durant l'envoi des défenseurs, c'est-à-dire le maintien de la vaso-constriction générale artérielle, l'abondance & la toxicité des déchets transportés vers les épithéliums glandulaires, déterminer l'action de réflexes déjectifs particuliers : vomissements, sueurs, diarrhées, exagération du phénomène de Stöhr, etc. Ces fonctions spéciales des nerfs sécrétoires suractivées font évidemment office d'autant de soupapes de sûreté, ayant pour but d'éviter l'auto-typhisme.

Si, au moment de la cessation de la lutte, les réflexes déjectifs ne peuvent opérer le désencombrement des voies de drainage, ou pendant la lutte, dans les cas graves, comme nous venons de l'indiquer, l'hyperthermie va progresser, ainsi que la polypnée thermique, paralysant les mouvements amiboïdes des leucocytes tétanisés &, par excitation directe du système nerveux, le faisant périr avant les autres appareils. La fièvre deviendra bien alors vraiment le *cercle vicieux* de Richet, & on pourra observer, comme ~~dans la méningite tuberculeuse, vers~~ la fin de la période d'excitation, la *fièvre dissociée* de Jaccoud.

C'est par conséquent vers l'excrétion des déchets ~~que vont~~ tendre, à ce moment, tous les efforts du système nerveux. « Les recherches de H. Vincent ont montré que la mort par hyperthermie résulte des troubles du système nerveux central, particulièrement du bulbe & de l'arrêt de la respiration; que ces troubles proviennent eux-mêmes d'une auto-intoxication de l'organisme par les produits de déchets, dont l'action est analogue à celle des poisons urinaires », (Hédon, *Physiologie*).

Nous trouvons donc, dans la fièvre inflammatoire, les mêmes périodes que dans le phénomène de l'inflammation locale :

1re période. — Production des réflexes défensifs vaso-constricteurs; phase de l'expédition des défenseurs & des conflits.

2e période. — Phase de désobstruction des voies de drainage, d'élimination des produits de déchets, de pacification, opérée par les réflexes de défense déjectifs vaso-dilatateurs.

Dans les traumatismes légers, l'instrument blessant, cause directe de l'irritation, joue le rôle de l'agent pathogène : l'inflammation adhésive va produire la lymphe coagulable plastique, qui s'organise pour former une couche adhérente aux deux bords de la plaie, qu'elle maintient rapprochés, & entre lesquels elle rétablit la circulation. La fièvre traumatique aura un but identique dans les traumatismes graves.

Le même raisonnement que pour le phénomène de l'inflammation s'impose : sans irritation, pas de fièvre.

Il ne peut y avoir une fièvre essentielle; ce serait un effet sans cause. «Il n'y a pas de fièvres pernicieuses, il y a des fièvres compliquées d'accidents pernicieux. La perniciosité, c'est l'accroissement brusque de la virulence du parasite, — accroissement absolu, comme il faut le croire, quand on voit plusieurs individus vigoureux en subir ensemble les effets : on voit de ces petites épidémies d'accès pernicieux au Sénégal, — accroissement relatif si c'est l'organisme qui faiblit sous l'action des fatigues antérieures ou d'une circonstance actuellement déprimante : coup de froid, coup de chaleur» (Collet, *Pathologie interne*).

La fièvre est donc le résultat de *fonctions défensives* du système nerveux ganglionnaire, dirigeant l'armée des leucocytes, présidant aux conflits et éliminant ensuite les déchets. La fièvre inflammatoire, comme l'inflammation locale, est une *réaction vitale,* un mode réactionnel du grand Sympathique, une résistance active qui s'oppose à une influence morbide faisant ou tentant de faire une invasion dans l'organisme. C'est le mode de réaction qui donne à l'état pathologique considéré à l'état aigu son type, son caractère, sa forme & son intensité. La réaction se confond par conséquent avec la maladie, mais on ne peut dire, toutefois, qu'elle est la maladie. Sans réaction, la maladie aiguë n'existe pas : le principe morbide, installé dans l'économie sans résistance apparente de la part de l'organisme, engendre d'emblée la maladie chronique ou la mort. On ne saurait donc confondre l'action salutaire de la fièvre avec les effets de la maladie.

Toutes choses égales, d'ailleurs, la fièvre sera d'autant plus forte que le microbe sera plus puissant.

Le même microbe, attaquant deux organismes d'inégale résistance, déterminera chez le plus résistant les réflexes défensifs les plus accentués, c'est-à-dire la fièvre la plus forte. «Dans la pneumonie, dit Collet, l'intensité de la fièvre est fort variable : souvent très atténuée ou même absente chez les vieillards, les débilités, les cachectiques, c'est au contraire chez les jeunes gens ou les adultes vigoureux qu'elle présente sa plus grande intensité.»

Le premier degré d'intensité se rencontrera dans la fièvre éphémère de très courte durée.

Le dernier degré se montrera dans les efforts suprêmes & désespérés de la nature sur le point de succomber dans la fièvre hectique.

Telle est la distance qui sépare les deux points extrêmes de l'échelle des efforts actifs de l'organisme.

Lorsque la résistance est puissante & l'irritation faible, les phénomènes de réaction peuvent être insensibles ; le système sanguin sera seul intéressé à la défense ; on pourra observer de l'hyperthermie sans accélération du pouls. Ce non parallélisme s'explique fort bien.

Dans les fièvres intermittentes bénignes du paludisme européen, dont la guérison est si rapide que le malade se remet presque sans convalescence, pourvu que les déchets soient éliminés, on peut observer une ascension thermique avant l'arrivée du frisson, & on a pu dire : «Le frisson n'annonce donc pas la fièvre, il annonce qu'elle est venue» (Collet, *Pathol. int.*). L'hyperthermie, en ce cas, nous prouve que la défense de l'organisme contre l'hématozoaire est d'abord limitée au système sanguin (la fièvre peut être dite *sanguine*) & que ce n'est qu'au moment où l'agent pathogène se fixe ou cherche à se fixer sur un tissu pourvu de nerfs que le système nerveux intéressé, ressentant l'impression du *froid* produite par l'irritant, le frisson survient. Le contraire aura lieu lorsque, d'emblée, dans les cas pernicieux, le système nerveux sera attaqué; on constatera de l'hypothermie avec grande accélération du pouls, de l'algidité, dont le syndrôme comprend *la pâleur cyanique avec froid glacial de la surface du corps.* Dans la diphtérie, le pouls sera très accéléré & la température ne s'élèvera que de quelques dixièmes de degré. Dans notre interprétation de la fièvre algide du sujet Ch. X..., nous donnerons l'explication de cette *fièvre nerveuse* avec hypothermie.

L'évolution des microbes très nocifs dans les maladies spécifiques graves étant enrayée, soit par l'absorption du spécifique ou l'inoculation d'un sérum, soit par un courant électrique qui, tout en excitant la cellule nerveuse, détermine en même temps une léthargie microbienne, la défense va se proportionner aussitôt à l'attaque : la fièvre tombe & l'organisme se trouve dans la phase de pacification. Mais, évidemment, le système nerveux n'atteint son but que si les réflexes déjectifs peuvent débarrasser l'économie de tous les produits de déchets : cadavres de microbes & des cellules lymphatiques, résidus de combustions imparfaites, etc.

«Le système lymphatique, dit Hédon (*Physiologie*), constitue un appareil de drainage & l'irrigation des tissus de l'organisme apparaît absolument analogue à l'irrigation et au drainage d'une prairie. Les matériaux de déchets de la vie cellulaire contenus dans le plasma interstitiel ne sont pas repris seulement par la lymphe : ils repassent aussi partiellement dans les capillaires pour être emportés par le sang veineux, d'où il résulte que, tandis que l'appareil d'alimentation est simple (système artériel), l'appareil de drainage est double & constitué à la fois par les veines & les lymphatiques.» Or, chez l'adulte, le volume du système veineux est lui-même le double de celui du système artériel & ne fait que croître chez le vieillard. «La synthèse de l'assimilation étant silencieuse (Cl. Bernard)», le système artériel, plus riche en hématies, sera exempt tout d'abord de déchets, & son adultération secondaire : c'est dans l'appareil de drainage que commencera le tumulte des fermentations morbides si un arrêt se produit dans les fonctions éliminatrices du système glandulaire. Ces fermentations anormales entraîneront de la réplétion, puis des stases. Le terrain favorable à la végétabilité de la flore microbienne sera dès lors constitué & la *prédisposition* aux maladies infectieuses réalisée.

Les chances de guérison, dans la maladie confirmée, seront en raison directe du degré de pureté du milieu intérieur, que nous considérons comme le baromètre vital. L'altération de ce milieu, due primitivement à de simples troubles fonctionnels (comme un abcès du foie ne donnant lieu, dans les milieux de culture, à aucun développement microbien, & ne devenant fertile que lorsque le microbe est venu l'habiter; expériences de Netter [Courmont]), n'entraîne d'abord qu'une gêne mécanique dans le fonctionnement des divers organes, mais devient une *cause passive* de maladie; elle servira de matrice à l'élément animé pathogène, *cause active* déterminant les variétés ou formes de la maladie. Pour faire cesser le *microbisme latent* vis-à-vis d'un organisme ainsi constitué, ou voir des microbes étrangers acquérir de la virulence & se déclarer l'infection, il suffira d'une cause occasionnelle quelconque, souvent très banale : froid, surmenage, traumatisme, contage, etc. Là, suivant nous, se trouve l'explication de l'*inconnu,* du *mystérieux,* du *quid divinum* des *maladies d'Hippocrate* & du *quid ignotum* des modernes.

Le même instrument tranchant blesse deux personnes : chez l'une, la cicatrisation est normale & rapide; chez l'autre survient une grave complication, telle que le tétanos, qui entraîne la mort. Pourquoi des effets si différents de la même cause? C'est que, à notre avis, le milieu intérieur de la première étant exempt de produits de fermentations léthales, l'association microbienne exigée par le tétanos pour devenir pathogène n'a pu se former, tandis que, chez la seconde, le milieu intérieur était surchargé de ces produits hétérogènes au sang, qui lui donnaient une composition apte à contracter alliance avec les éléments de désagrégation. On peut appliquer le même point de vue aux effets non moins variables et non moins contradictoires, en apparence, d'une épidémie, d'un virus contagieux, ou d'un simple courant d'air qui attaque les uns & respecte les autres, tous placés dans les mêmes conditions apparentes de force & de santé. Nous exprimons ce fait en disant : Les éléments de même nature s'attirent; ceux de nature contraire se repoussent. L'exemple historique de Desgenettes, s'inoculant le microbe pesteux, nous semble confirmer cette manière de voir.

Le torrent circulatoire charriant les déchets & dont le cours est soumis à la direction du système nerveux, les transporte vers l'élément glandulaire chargé de les éliminer. Ces fonctions éliminatrices ont un intérêt capital. L'observation nous apprend, quand on assiste à une guérison spontanée, naturelle, qu'après la période de réaction vitale, de conflit, surviennent toujours, ou des sudations abondantes, des émissions d'urines chargées, des diarrhées ou des écoulements muqueux & séreux; ou des vomissements, des éliminations de bile altérée, de pus; ou des expectorations, une vomique; ou des éruptions cutanées; en un mot, des excrétions par toutes les issues du corps, qui constituent la phase de pacification. L'organisme créera lui-même au besoin des émonctoires artificiels.

On sait qu'un anus contre nature mettra fin aux graves accidents produits par une oblitération du tube intestinal &, à la suite d'une suppuration prolongée, on remarquera des rémissions très marquées chez les paralytiques généraux.

L'observation du sujet, Ch. X... nous offre une application intégrale de la *loi de Bacon* ou *loi des trois tables :* de présence, d'absence, de degré.

Nous assistons, en effet, aux manifestations d'un phénomène, d'un fait : lutte entre organisme et microbes. Nous pouvons constater toutes les circonstances importantes qui accompagnent ce phénomène. L'évolution naturelle de la lutte va supprimer successivement toutes les circonstances, jusqu'à ce qu'on arrive à celle — éradication des colonies microbiennes — dont la suppression amène celle du fait lui-même, du phénomène observé. Enfin, les changements de saison & les principes d'hygiène suivis vont faire varier cette circonstance — fondation des colonies dans les os crâniens, dont les assises seront modifiées — présumée la *cause*, & nous pouvons noter les variations concomitantes de l'*effet*.

Une portion de territoire composée de cellules osseuses dystrophiées est subjuguée par des micro-organismes, incomplètement invaginés : le conflit est subaigu. Tant que les conditions de climat sont favorables, l'élimination des toxines sécrétées & des déchets a lieu insensiblement, la résistance de l'organisme étant demeurée puissante. Dès qu'elles deviennent mauvaises, survient un épuisement fonctionnel progressif du système nerveux. Une simple cause occasionnelle, surmenage & chagrins, suffit alors pour que l'émigration microbienne puisse s'opérer; mais elle est cependant refoulée par les neurones, grâce à l'influence saisonnière, à la poussée de sève du printemps. La fièvre nerveuse force les colonies à regagner l'os frontal. Cette terrible lutte a atténué la nocivité des microbes, l'abcès sous-périostique formé, la suppuration a lieu & le conflit, désormais aigu, devient manifeste, malgré le rétablissement apparent de la normalité des fonctions après les accès. Le pouls, nerveux, fréquent (96 à 110), indiquant une pyrexie symptomatique d'un combat, apprend que le groupe, indéfiniment proliférant des cellules migratrices, est mobilisé par le système nerveux, & maintient les microbes dans l'os frontal jusqu'au moment où ils pourront être délogés au printemps, ou lorsque, à l'automne, ils tenteront une nouvelle migration. Tout va se passer *comme si* cette colonie microbienne formant tumeur était enlevée couche par couche.

Pendant l'été, les doubles périodes de boulimie & d'anorexie sont bien marquées. L'organisme puise, lors de la phase boulimique, un surcroît de forces dans une alimentation appropriée : dès que la synthèse assimilatrice de ces forces est achevée, le pouls s'accélère (120); le nombre des défenseurs expédiés dans la même unité de temps devient plus considérable; de légères douleurs ostéocopes prouvent que des microbes sont soulevés, qu'il y a lutte. Quand se montre la période d'anorexie, tout indique que l'absorption des déchets du conflit est faite par les voies de drainage, qui s'encombrent, & que les réflexes défensifs vaso-constricteurs, qui ont accru l'état fébrile, ont cédé la place au réflexes déjectifs, sudoraux surtout, qui les déchargent, d'où amendement de la fatigue, cessation des douleurs & de l'accélération du pouls. — Un nouvel appel de force est fait à l'alimentation et les mêmes phénomènes vont se renouveler. Nous voyons ainsi se succéder les périodes de lutte & de pacification : accès pernicieux & phénomènes inflammatoires en miniature, & nous concevons la raison de l'intermittence & des accès.

Lors des changements de saison, des modifications ont lieu dans la façon de procéder de l'organisme, en vue de sa libération.

A l'automne, moment où la vigueur de la sève décroît dans la végétation, l'accès n'est pas suivi de réelles douleurs méritant le nom d'ostéocopes; il semble que les réactions vitales ne puissent viser qu'un but : maintenir l'ennemi dans ses repaires, sans pouvoir l'entamer efficacement; les phénomènes inflammatoires peuvent être rapportés uniquement aux toxines sécrétées & aux déchets charriés par le sang.

Au printemps, au contraire, le système nerveux recevant un apport de sève végétative, l'accès est toujours suivi de vives douleurs ostéocopes & la fièvre algide se transforme en fièvre inflammatoire.

La haute fréquence du pouls, accompagnée d'hypothermie, pendant le *stade d'algidité,* a souvent lieu sans fréquence concomitante des mouvements respiratoires. Cela indique que l'acide carbonique n'est pas accumulé dans le sang, qu'il n'y a pas suractivité des combustions interstitielles, & que les produits de déchets n'existent dans les veines & lymphatiques qu'en quantité à peu près normale. La sensation interne de soif se faisait donc peu ressentir & n'apparaissait vive qu'au *stade de chaleur.*

Pour interpréter le fait de cette concomitance de la fréquence du pouls & de l'hypothermie, nous émettons l'opinion suivante qui, quoique d'ordre spéculatif, rend compte de ce qui se passe. Il s'agit, pour le système nerveux, de soulever la couche extérieure d'une sorte de tumeur, dont le siège est dans l'os frontal, tumeur formée par des imbrications de microbes & analogue, si l'on veut, aux corps arrondis qui composent les psammomes, formés par l'imbrication de cellules endothéliales.

On sait que les phénomènes thermiques dus aux combustions respiratoires, réductions, hydratations, dédoublements ou fermentations, d'où résulte la chaleur animale, s'opèrent dans les tissus avec une importance fort inégale; qu'elle est plus faible pour les os que pour les muscles & les glandes. Pour atténuer la vitalité des microbes, les centres thermiques concentrent la chaleur du corps sur les colonies, en commandant une vaso-constriction énergique des capillaires cutanés, qui sera maintenue pendant le *stade de froid.* Une vaso-constriction artérielle générale, non moins énergique, avec dilatation des capillaires centraux, due aux réflexes défensifs, va déterminer l'accélération maxima du pouls, afin que le nombre de leucocytes, expédié par unité de temps, soit aussi maximum. Les leucocytes formeraient ainsi des rangs concentriques & serrés autour de la tumeur; mais le rang, en contact immédiat avec les microbes, ne lutte pas, mais produit une série de chocs, étant aussitôt remplacé par le rang qui l'enveloppe. Soumis à une sorte de lévigation, de dissolution, due à ces chocs extrêmement rapides & se succédant sans interruption, chocs lésant les leucocytes qui, par suite, déversent leurs cytases sur eux, avec concentration de calorique, augmenté également par ces chocs, les éléments de la couche extérieure de la tumeur finissent par se désagréger; c'est alors que le véritable combat commence, que des leucocytes entraînent des microbes, que le sang les charrie, que les reins les expulsent, que les déchets sont repris par les voies de drainage & que la fièvre algide devient inflammatoire.

Remarquons que la vaso-constriction des capillaires cutanés est concomitante à la vaso-dilatation des autres capillaires. Résultat de la vaso-constriction artérielle, cette vaso-dilatation des capillaires centraux ne détermine, pendant le stade d'algidité, qu'une hyperthermie très relative, dont le réflexe sur les centres thermiques est inefficace. La vaso-constriction cutanée ne cesse que lorsque l'hyperthermie provient des combustions interstitielles dues aux fermentations des déchets; c'est le moment où les phénomènes inflammatoires succèdent à l'algidité. La *lutte pour la désagrégation de la tumeur* va donc produire, pendant plus ou moins de temps, le *stade de froid.* Dès que les globules blancs sont parvenus à soulever une couche microbienne, cette dernière est éliminée, en grande partie, par les reins qui fournissent des urines décolorées, indices de fin d'accès. Les réflexes thermiques affaiblissent dès lors leur action; la chaleur se répand de nouveau à la périphérie du corps; l'absorption des déchets s'effectue; la présence de ces déchets dans le sang, ainsi que celle des microbes englobés par les leucocytes & non encore expulsés, donne lieu aux phénomènes inflammatoires. Leur élimination, par les émonctoires, va rendre le calme, faire tomber l'hyperthermie & le pouls; les réflexes déjectifs vont, naturellement, manifester leur action par des sueurs, urines chargées, etc.

Si l'impuissance fonctionnelle des réflexes déjectifs occasionne la rétention des déchets : pigments, cadavres de cellules & de microbes, etc., on verra fatalement survenir l'hypertrophie du foie & la splénomégalie, puis, comme corollaire cérébral de ces affections abdominales, l'hypocondrie, «l'abdomen étant le siège des passions tristes» (Bichat). S'il est prouvé que le siège des passions réside dans le système nerveux psychique, il n'en est pas moins vrai que cette catégorie de passions trouve souvent son point de départ dans l'abdomen.

Les matériaux de déchet expulsés, l'organisme va recommencer ses opérations contre une nouvelle couche microbienne. On assistera aux mêmes phénomènes, jusqu'à ce que le système nerveux ait épuisé l'apport de forces végétatives printanières.

Durant la crise principale du début, comme nous l'avons indiqué aux symptômes somatiques de la troisième phase, le système nerveux psychique étant attaqué, les douleurs encéphaliques avaient provoqué un réflexe modérateur cardiaque; il y eut dépression du pouls. L'hypertension du liquide céphalo-rachidien irrita le centre formant le plancher du 4e ventricule & des vomissements en furent la conséquence. Vomissements, puis diarrhées eurent pour résultat de désobstruer les voies de drainage : le cœur reprit de la force, les réflexes défensifs vaso-constricteurs purent s'accomplir & la fièvre nerveuse commencer. Les insomnies & le sommeil comateux, pendant la journée, étaient, sans doute, la conséquence d'une rétention des poisons urinaires dans le sang, dont les qualités toxiques sont différentes, «les urines du jour étant narcotiques, celles de la nuit, convulsivantes» (Hédon, *Phys.*).

Les psychoses n'ont disparu qu'à la suite d'*ictus;* la sensation éprouvée était bien celle de coups, de chocs, avec éblouissements et vertiges; ces *ictus* épileptiques étaient suivis de guérison. Les *ictus* apoplectiques, à la suite d'endartérites oblitérantes, peuvent être amenés par l'accélération de la circulation, due à une *poussée congestive,* & doivent, naturellement, comme chez le dément paralytique, par exemple, aggraver la situation; quoique, à l'autopsie, on n'ait pu trouver, en général, aucune trace de congestion récente dans les centres nerveux (Charcot), on verra souvent se déclarer la paralysie glosso-labiée cérébrale ou pseudobulbaire de Lépine. Dans notre cas, on peut supposer (hypothèse analogue à celle du professeur Lépine, pour expliquer la cause physico-mécanique de la paralysie hystérique) que des points de sclérose du tissu de soutènement, situés entre les dendrites à dispositifs perlés de neurones contigus, modifiaient ou empêchaient même le passage normal de l'influx nerveux ou *neurocyme*, suivant l'expression de Forel, & que leur désagrégation était obtenue, du fait de l'accélération de la circulation, par une série de chocs produits par les leucocytes diapédésés. On peut émettre également l'hypothèse, qui nous semble plus probable, que l'influx nerveux est gouverné, comme le calorique du corps, par des centres, régulateurs du constant antagonisme existant entre les deux segments nerveux, moelle & cerveau; à la suite d'une émotion, leur excitation directe expliquerait la tachycardie essentielle paroxystique, qui cesse aussi brusquement qu'elle s'est produite, & la tachycardie paroxystique des basedowiens, qui serait due à l'action directe de la sécrétion interne de la glande thyroïde sur les centres neurocymiques. De même, lorsqu'à la période de dépression de la méningite aiguë, caractérisée par un ralentissement du pouls, succède une accélération telle qu'il devient incomptable, on peut penser que le processus morbide atteint alors ces centres eux-mêmes, en étroite connexion avec le pneumogastrique, dont ils pourraient déterminer la paralysie, au moins la parésie, & avec le sympathique cervical, qui recevrait d'eux une excitation.

Dès lors, au moment choisi par le grand Sympathique pour engager la lutte, les centres thermiques et vaso-moteurs commandant leurs réflexes respectifs, ces centres neurocymiques, desquels dépendrait l'équivalent nerveux de mouvement, détermineraient une accélération corrélative de l'onde nerveuse, dont la hauteur serait alors suffisante pour produire des chocs, des *ictus*; & désagréger les points de sclérose névroglique, & même des gliomes microscopiques. L'articulation des neurones redevenant normale, la contiguïté parfaite, les psychoses disparaîtraient. Cette dernière hypothèse pourrait aussi conduire à l'interprétation de certains cas médicaux psychothérapiques, lorsqu'on se reporte aux observations de Romanes. D'après cet auteur (Ch. Bastian), les décharges moléculaires qui partent d'un seul ganglion rudimentaire, dans la cloche natatoire d'une grande *Aurélia*, pesant 30 livres, suffiraient pour déterminer des contractions vigoureuses dans la masse entière, bien que cette masse pèse trente millions de fois autant que le ganglion lui-même.

Une remarque très importante, relative à la fièvre algide, est à signaler.

Les accès printaniers n'étaient précédés ni de frissons ni de tremblement, souvent ressentis, au contraire, au moment de leur cessation. Ces symptômes prouvaient que des microbes étaient délogés & que leur impression de *froid* était ressentie par le système nerveux. Les accès d'automne, analogues à ceux de l'impaludisme, étaient précédés de frissons, de tremblement généralisé, qui indiquaient également que des microbes envahissaient ou cherchaient à envahir certains territoires nerveux. Donc, chez notre sujet, à l'époque du printemps, la réaction, dirigée, au moment voulu, par le système nerveux, *précédait* l'attaque des microbes soulevés & en était maîtresse; les accès de fièvre n'étaient jamais subintrants. A l'époque de l'automne, la réaction était *consécutive* à l'attaque microbienne & ne pouvait qu'enrayer une nouvelle migration. Maintenus dans l'os frontal pendant l'accès, dès qu'il semblait prendre fin, que la défense, se proportionnant à l'attaque, faiblissait, les microbes essayaient de nouveau d'émigrer & un nouvel accès se déclarait. Les accès étaient subintrants. Dans les accès algides du paludisme également, la réaction *suit* en général l'attaque, qui peut vaincre la défense, si le spécifique fait défaut.

L'accès insidieux d'automne se montrait vers 10 heures du soir, tandis que l'accès printanier, également vespéral, avait lieu vers 3 heures de l'après-midi. Les conditions d'hygiène, de régime, étant exactement les mêmes à ces deux époques de l'année, nous avions à tenter la recherche de la cause de cette différence d'heure dans l'arrivée des accès.

Si nous envisageons l'accès printanier, très franc, cyclique, nous constatons que son évolution démontre une maîtrise complète dans la réaction contre les microbes, dirigée par le grand Sympathique, à une heure particulière de la journée, qui semble bien être choisie pour engager la lutte. L'énergie vitale cellulaire nerveuse ne serait-elle pas, à ce moment, stimulée par un apport spécial de forces puisées dans le milieu ambiant? Presque simultanément, nous voyons la production & le maintien d'une vaso-constriction artérielle générale & d'une vaso-constriction cutanée : le pouls décrit sa courbe ascensionnelle & la chaleur disparaît à la périphérie. Ce *stade de froid*, dû, suivant nous, à la condensation de la chaleur sur les colonies par les centres thermiques, se montre précisément au moment où la variation diurne de la température du corps humain va atteindre son maximum. Selon Richet, cette variation diurne est uniquement le fait d'une sorte de *périodicité rythmique* du système nerveux. Mais cette coïncidence au printemps fait défaut à l'automne, & il y a lieu de penser que, dans la fièvre nerveuse, des deux réflexes quasi-concomitants de la lutte qui commence, suivis de : *a*. la concentration de la chaleur, & *b*. de l'envoi de défenseurs; c'est ce dernier, le *primum movens*, qui détermine l'action des centres thermiques. Il nous faut donc orienter nos recherches vers les manifestations connues de l'énergie, de façon à saisir une corrélation permettant d'émettre une hypothèse plausible, conciliant les faits.

Tout être vivant ressent l'influence des perturbations atmosphériques & telluriques d'autant plus vivement qu'il est possesseur de cellules à protoplasme plus hautement différencié, & que ces dernières se trouvent dans un certain état pathologique.

Comme le cucujos de la Havane, le xylophage du Mexique est un coléoptère dont le corselet porte des points lumineux qui brillent en temps d'orage, avec une extraordinaire intensité. Les femmes qui les portent comme parure se plaignent d'éblouissements, d'impatiences, de terreurs secrètes, d'envies de pleurer, etc... Certaines personnnes, sujettes aux migraines dites *à bascules*, parce que la douleur est perçue d'un côté ou de l'autre, suivant que le baromètre monte ou descend, les sensations douloureuses précédant le mouvement barométrique, sont très vivement impressionnées par l'électricité atmosphérique & le magnétisme terrestre.

Certains cardiopathes accusent un sentiment de mieux-être quand on les oriente dans la direction du méridien magnétique. Or, des courants magnétiques, dits *telluriques*, se font sentir très nettement à la surface de la terre &, par suite, influencent surtout la cellule nerveuse.

Rappelons l'expérience connue : prenant une hélice en communication avec un galvanomètre, Faraday, en la plaçant d'abord dans la direction de l'aiguille d'inclinaison, la retourna bout pour bout; la déviation du galvanomètre prouva la production d'un courant d'induction. La terre, qu'on la considère comme un solénoïde ou un aimant, se déplaçant dans le champ magnétique céleste, subit une induction de la part des astres, qui agissent comme inducteurs. C'est à cette induction de la terre qu'il faut attribuer les *courants telluriques* qui circulent à sa surface, influençant naturellement tous les êtres vivants, en particulier le corps humain. M. Le Blond, agrégé des sciences physiques, a obtenu des courbes donnant l'intensité de ces courants telluriques, observée aux différentes heures de la journée, à diverses époques de l'année, en recherchant la valeur de la *résistance de la mer*.

Dans le service des défenses sous-marines, les plaques sont immergées dans la mer, qui est beaucoup plus homogène que la terre; les contacts des plaques sont mieux & plus uniformément assurés; néanmoins on retrouve les mêmes influences que dans le cas de plaques enfouies dans le sol; c'est-à-dire la polarisation des plaques, les courants provenant de l'attaque différente des plaques par les sels de l'eau, enfin les courants telluriques. De nombreuses expériences mirent en évidence les courants telluriques & leurs variations. Des plaques tirées de la même feuille de cuivre furent plongées dans la mer, à des distances de 100 à 1,500 mètres. Les conducteurs, aériens ou souterrains, reliant les plaques, étaient également en cuivre; voici les principaux résultats de ces expériences :

1° Deux plaques de même dimension & de même métal (cuivre), plongées dans la mer & reliées à un galvanomètre;

COURANTS TELLURIQUES

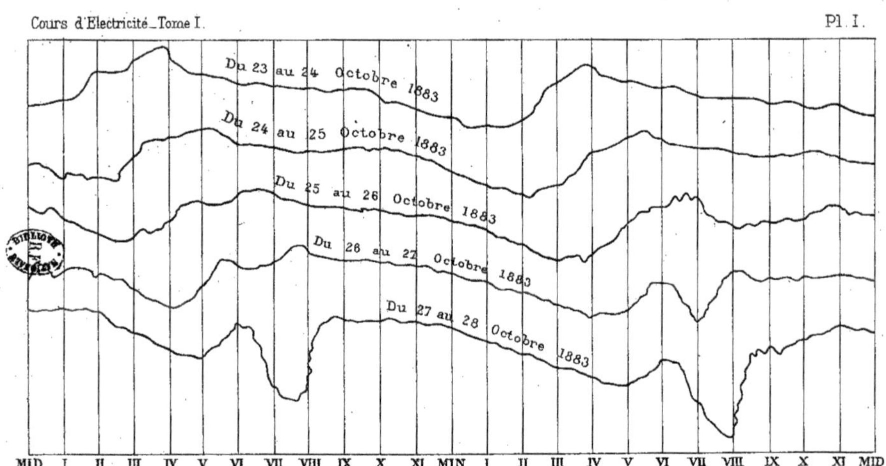

COURANTS TELLURIQUES

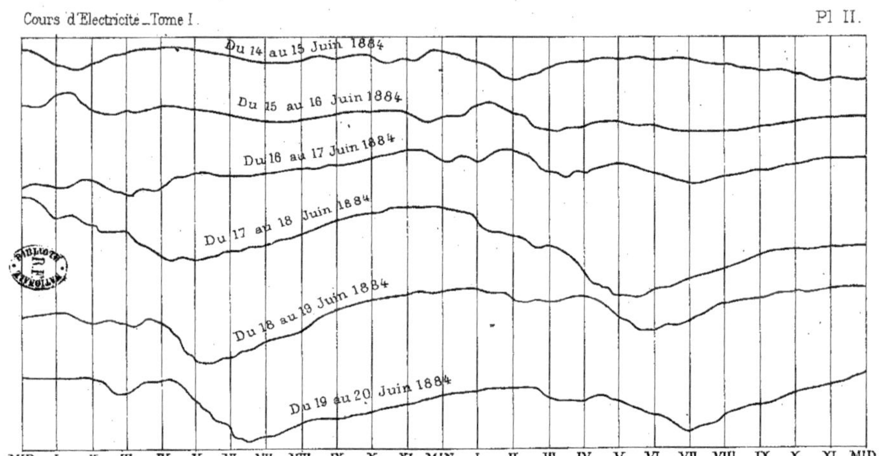

COURANTS TELLURIQUES.

Cours d'Électricité _ Tome I.

Pl. III.

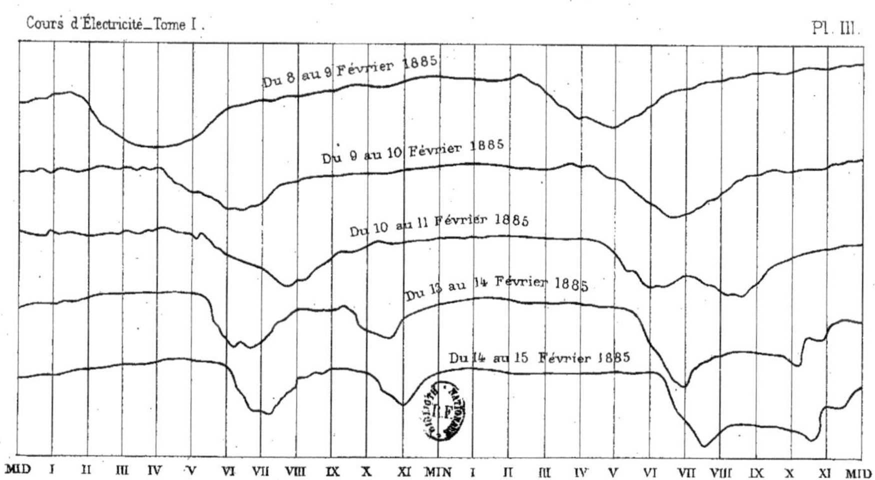

donnent naissance à des courants assez intenses, si le circuit n'est pas trop résistant;

2° Si le galvanomètre employé pour l'étude de ces courants est suffisamment résistant, les courants telluriques, très variables suivant les différentes heures d'une même journée, montrent une remarquable régularité dans ces variations; les différentes modifications obtenues dans une même journée, pour l'intensité du courant, se reproduisent, dans leurs moindres détails, dans la journée suivante;

3° Les différentes phases par lesquelles passe l'intensité du courant sont sujettes à un retour régulier, analogue à celui des marées. Il y a là de véritables marées électriques. M. Le Blond les a constatées aussi bien dans la Méditerranée que dans l'Océan. Les planches ci-jointes donnent quelques-unes des courbes. Dans une même planche sont réunis les courants obtenus aux mêmes heures, pour plusieurs jours successifs. Les abcisses représentent les temps écoulés, les heures étant indiquées par les chiffres romains; les ordonnées représentent les intensités des courants aux différents moments de la journée. Il faut observer seulement que les courbes d'une même planche devraient être réellement tracées toutes à la même hauteur moyenne. (Extrait de l'ouvrage de Le Blond : *Électricité expérimentale & pratique.*)

Ces courbes accusent bien, au printemps & à l'automne, un maximum d'intensité des courants telluriques, vers 4 heures du soir, que l'on peut rapprocher du maximum de température (corps humain), dû, suivant Richet, à la «périodicité rythmique du système nerveux»; mais elles nous font voir que, en février, l'intensité croît légèrement, de 8 heures du soir à 4 heures du matin; que cet accroissement de l'intensité s'accuse davantage à mesure que le printemps s'avance (courbe de juin); qu'au contraire, en octobre, c'est-à-dire en automne, au lieu d'une progression croissante dans l'intensité, nous avons une progression décroissante régulière de 8 heures du soir à 4 heures du matin.

Or, les microbes, comme les cellules nerveuses, sont influencés par ces courants telluriques. Il est donc vraisemblable que la diminution dans l'intensité de ces courants, plus vivement ressentie par les cellules nerveuses que par les microbes, soit une des causes sollicitant ces derniers à effectuer une émigration vers les centres encéphaliques, émigration que le système nerveux, devenu moins puissant, pouvait uniquement empêcher en maintenant les colonies dans l'os frontal.

CONCLUSIONS.

Les conclusions qui nous semblent devoir être tirées de cette observation du sujet Ch. X... sont les suivantes :

1° La fièvre, algide ou inflammatoire, véritable paramètre de l'équation posée par l'état de lutte, possédant un caractère nettement téléologique, est nécessaire à la guérison radicale des maladies;

2° L'état aigu comporte deux phases bien distinctes, dans les cas peu graves :

a. Celle des réflexes défensifs vaso-constricteurs, dont les *fonctions* déterminent l'état fébrile;

b. Celle des réflexes déjectifs vaso-dilatateurs, dont les *fonctions* déterminent l'élimination des matériaux de déchet, conséquence des conflits, à la suite de laquelle se rétablit l'équilibre physiologique.

Dans les cas graves, où l'encombrement des voies de drainage est rapide, il peut y avoir concomitance entre les premiers réflexes & les seconds; ceux-ci déterminent alors le fonctionnement des émonctoires à innervation particulière, agissant comme soupapes de trop plein.

3° L'état chronique est dû à un défaut de réaction. L'organisme subjugué doit, pour se libérer, puiser dans l'alimentation un surcroît de forces. L'hyperassimilation effectuée, après le stade de mise en réserve physiologique, permet au système nerveux de réagir par ses réflexes de défense, *au moment voulu*. Un état aigu, l'inflammation, la fièvre, l'exagération des symptômes, tout va témoigner alors que les forces ennemies sont aux prises.

Ce sera bien de la réaction, mais *maîtrisée.* La lutte terminée, les réflexes déjectifs élimineront les déchets du combat.

Lorsque l'économie se trouve envahie par certains principes morbides difficiles à éliminer, comme dans le cas du sujet Ch. X..., le système nerveux répète successivement ces deux périodes, ces doubles phases de réflexes de défense. Il opère donc les guérisons naturelles d'après une *loi physiologique générale,* autour de laquelle s'enroulent, comme autant de diverticules & en nombre indéfini, les *lois particulières,* qui découlent du principe de la division du travail.

DU RÔLE FONCTIONNEL DES *SINUS OSSI.*

Nous lisons dans l'*Anatomie* de Fort :

« Usage des *sinus.* — On ne sait pas quel rôle remplissent les *sinus ossi.* »

Anatomie méd. chirurg., de P. Poirier :

« Ces constatations anatomiques ne permettent pas d'admettre la théorie défendue par Tillaux & quelques auteurs, d'après lesquels les sinus auraient été « creusés par la nature dans le « squelette de la face pour alléger le poids de celle-ci & fournir « aux muscles une plus large surface d'insertion ». D'ailleurs, l'étude du développement prouve à l'évidence que ces sinus sont des dépendances des fosses nasales. »

Le rôle fonctionnel des *cavités d'agrandissement* nous semble découler tout naturellement des considérations exposées dans le cours de ce travail. En nous montrant les os de l'ovoïde crânien dotés :

1° D'une quantité *innombrable* de veinules possédant une gaine lymphatique ;

2° De troncs isolés de moyen calibre, veines diploïques ou de Breschet, valvulées à leur sortie de l'os, & qu'il n'est pas rare de trouver variqueuses, tandis que les veines corticales & de Galien sont dépourvues de valvules ; l'anatomie témoigne de l'importance attachée à la circulation intrapariétale, du soin avec lequel l'organisme a voulu se garantir d'une rétention des déchets, & éviter les complications pyohémiques & autres qui en seraient les conséquences, en cas de conflits entre micro-organismes & ostéoblastes. Pour obvier à cette éventualité d'autant plus redoutable qu'avec l'âge la désassimilation va prédominer, un moyen s'offrait : créer des cavités qui deviendront des réservoirs de décharge du travail osseux, des émonctoires des os les moins protégés ou les plus exposés aux changements de température &, par voie indirecte, de l'encéphale lui-même.

Ces excavations anfractueuses offriront, comme les réservoirs naturels, où se dépose le *caput mortuum* des matières impropres à la vie, destiné à être expulsé : une cavité tapissée par une muqueuse, un canal ostéo-muqueux pour les os du crâne, & un orifice *étroit* communiquant avec l'extérieur.

Nous savons que :

1° L'hiatus de l'antre d'Highmore est en partie clos du côté des fosses nasales par l'empiétement sur son contour de quatre os : ethmoïde, palatin, cornet inférieur, unguis.

«Trois lamelles osseuses rétrécissent & dédoublent le large orifice irrégulièrement triangulaire du sinus maxillaire : *a.* la lame verticale du palatin s'avance sur l'angle postérieur; *b.* & *c.* l'apophyse unciforme de l'ethmoïde & l'apophyse ethmoïdale du cornet inférieur, allant à la rencontre l'une de l'autre, se rejoignent & dédoublent la partie restante de l'ouverture en deux orifices. Des deux orifices ainsi créés, l'antérieur, le plus grand, persiste & forme l'ouverture normale du sinus dans le méat moyen; le postérieur est, d'ordinaire, fermé sur le sujet entier par le passage de la muqueuse. — Souvent des aiguilles osseuses se détachent des apophyses unciformes & se rendent au pourtour osseux de l'orifice du sinus, limitant ainsi de petits orifices que le passage de la muqueuse vient d'ordinaire fermer» (Poirier, *Anat.*).

2° Les sinus frontaux s'ouvrent dans l'infundilulum de

l'ethmoïde, par un canal creusé dans les cellules antérieures de cet os : canal fronto-nasal (Poirier).

3° L'orifice des sinus sphénoïdaux est rétréci par les cornets de Bertin, présentant deux points d'ossification particuliers, & dont la base se termine en croissant sur la face antérieure du sphénoïde; que, fréquemment, cet orifice est niché au fond d'un canal ostéo-muqueux, qui contribue à le séparer du méat supérieur. En quelques cas l'orifice est réduit à une simple fente (Poirier). La pituitaire contribue encore à le rétrécir.

4° L'orifice pétro-mastoïdien est également rétréci.

Deux fins sont assignées à ces orifices :

a. Laisser s'écouler dans les fosses nasales & le pharynx les mucosités provenant de l'activité fonctionnelle propre de la muqueuse qui tapisse les cavités, mais surtout donner issue, à l'extérieur, aux déchets des os ou de l'encéphale, au cas où leur abondance nécessite cette voie de décharge vicariante;

b. Grâce à leur étroitesse, éviter les refroidissements. Le rétrécissement des orifices force l'air qui les franchit à se condenser, par suite à s'échauffer avant sa pénétration dans les sinus où, immédiatement, il se trouve en contact avec les mucosités & se met ainsi en équilibre de température avec ces milieux. — On retrouve, du reste, les mêmes dispositions anatomiques de rétrécissement, adaptées au même but, dans la configuration du nez, du conduit auditif externe, du canal tubaire où l'air, avant de gagner la caisse du tympan, se condense & s'échauffe au point de jonction des deux cônes, guttural & tympanique, subissant une nouvelle condensation avant de pénétrer dans les cellules mastoïdiennes par l'orifice pétro-mastoïdien rétréci.

Nous voyons les canaux de Breschet & de Dupuytren, voies de drainage des os, présenter en dehors de leur couche endothéliale, une couche de tissu conjonctif qui adhère intimement au tissu même de l'os. Le derme de la muqueuse qui tapisse les cavités d'agrandissement devra de même intimement adhérer au périoste, être une fibro-muqueuse; c'est bien le cas pour la membrane schneidérienne dans les sinus, qui devient de plus en plus adhérente avec l'âge. Quant à la muqueuse de l'arrière-cavité des fosses, qui se prolonge dans la trompe, la caisse & les cellules mastoïdiennes, elle est tellement adhérente au périoste qu'on ne peut l'enlever sans arracher ce dernier (Fort).

Tout ce qui entre dans l'organisme, comme tout ce qui en sort, doit traverser une membrane épithéliale. L'absorption par la muqueuse des fosses nasales peut avoir lieu, mais il est évident que, comme l'absorption cutanée, elle ne se produit que dans certaines conditions très spéciales. En thèse générale, l'air de la base du tronc de l'arbre respiratoire s'échauffe uniquement & s'humidifie au contact des muqueuses; d'un autre côté, la partie qui sert à l'olfaction est relativement très restreinte. — La zone de distribution du nerf olfactif, en dehors comme en dedans, ne dépasserait pas un plan horizontal passant à 2 millimètres au-dessus du bord libre du cornet supérieur (Recherches de Von Brunn, 1891). Il est donc clair que les muqueuses cavitaires ne sont pas destinées à une *entrée,* mais bien à une *sortie,* qui ne peut être que celle des déchets. Du reste, l'envahissement du frontal & du sphénoïde par les bulles ethmoïdales est dû à la muqueuse. Ainsi que la paroi propre de l'élément glandulaire, dont la formation est toujours consécutive à celle des cellules épithéliales, l'os, tissu de provenance mésenchymateuse, dérive du tissu archiblastique épithélial. C'est donc de ce dernier, le plus hautement différencié, que naîtra le *nisus* organique, incitateur de la prolifération des éléments osseux & d'une sorte de processus épibolique. C'est également lui qui devra provoquer la résorption si elle doit avoir lieu. Comme preuve, nous constatons, en effet, que le tissu spongieux de l'apophyse mastoïde commence à se résorber, pour la constitution des cellules, au niveau même du canal par lequel la caisse du tympan communique avec ces cellules, c'est-à-dire au contact de la muqueuse dont les éléments prolifèrent pour tapisser les cellules mastoïdiennes, au fur & à mesure de la résorption du tissu osseux qu'ils provoquent.

Les muqueuses posséderont de nombreuses glandes qui, en

raison de là *Lex parcimoniæ* partout appliquée, ne laisseront passer, tant que leurs fonctions seront normales, que les matières qui ne pourront plus être reprises & utilisées. L'épithélium de ces muqueuses sera donc un épithélium fonctionnel. Celui des sinus est, effectivement, un épithélium cylindrique à cils vibratiles stratifié & l'on trouve de 30 à 150 glandes par centimètre carré (Sappey). L'épithélium de la muqueuse de l'oreille moyenne & des cellules mastoïdiennes n'est pavimenteux que sur la membrane du tympan; sur un supplicié, Kolliker a constaté un épithélium cylindrique stratifié à cils vibratiles (Fort). Cette muqueuse, il est vrai, ne possède de glandes que dans sa moitié antérieure, pharyngienne, mais la forme cylindrique des cellules épithéliales indique une adaptation aux fonctions glandulaires, & on doit les considérer comme de petites glandes monocellulaires; chez certains animaux inférieurs, les cyclostomes, par exemple, tout le revêtement intestinal se compose uniquement de cellules cylindriques non mucipares.

Afin de donner à la muqueuse, *porte de sortie*, une plus grande surface & faciliter ainsi l'excrétion, les labyrinthes ethmoïdaux auront leur face interne munie de saillies osseuses plus ou moins enroulées en cornets (le cornet moyen, en se rapprochant de la cloison, limite avec elle cet espace étroit, la *fente olfactive* qui a aussi pour but de condenser l'air aspiré et de le réchauffer) &, ainsi que les cornets inférieurs, dans les parties autres que celles répondant aux méats, ils offriront des surfaces inégales, hérissées de dentelures, d'aiguilles osseuses. Dans les cavités d'agrandissement, pour le même motif, apparaîtront des crêtes, des cloisons plus ou moins irrégulières et multipliées.

Durant le développement ontogénique, les os dont les cellules auront l'activité fonctionnelle la plus grande & la plus précoce seront aussi ceux dans lesquels se montreront les premières cavités. Les maxillaires supérieurs, où va s'opérer le travail si important et parfois si pénible de la dentition, se trouvant dans ce cas, l'embryologie nous fait voir les antres d'Highmore esquisser leur apparition au 5e mois de la vie intra-utérine, tandis que les autres sinus n'apparaissent qu'après la naissance. Le développement des sinus maxillaires coïncidera avec l'éruption des dents (Poirier, *Anat.*); il faut, en effet, soulager les voies veineuses de l'arcade dentaire supérieure, qui forment les veines alvéolaires & sous-orbitaires, lesquelles se jettent dans la veine ophtalmo-faciale, branche de la jugulaire interne.

Le maxillaire inférieur a la structure d'un os long, dont le canal médullaire serait comblé par un tissu aréolaire à trabécules épaisses (Poirier), & ses déchets trouvent un débouché d'une délicatesse moindre : les veines dentaires inférieures aboutissant à la partie superficielle du plexus ptérygoïdien qui, par la maxillaire interne, se déverse dans la jugulaire externe. L'éruption des dents du maxillaire inférieur sera moins accidentée, en général, que celle des maxillaires supérieurs: la fièvre, les troubles digestifs, les phénomènes convulsifs, les stomatites, les affections cutanées, symptômes auxquels l'éruption met fin, coïncideront le plus souvent avec le travail plus laborieux de ces derniers :.

La fontanelle postérieure lambdoïde est presque fermée à la naissance;

Le bregma ne disparaît qu'à l'âge de quatre ans;

Le cerveau se développe de l'arrière à l'avant.

Nous trouverons que les cellules mastoïdiennes commencent à paraître dans le cours de la première année, occupant de 2 à 3 ans toute l'apophyse mastoïde, qui se développe à cette époque tandis que les sinus frontaux, sphénoïdaux, palatins, n'apparaîtront qu'à la fin de la 2e année, n'atteignant vers 7 ans que le volume d'un pois (Poirier).

Nous voyons le volume des *sinus ossi* varier avec l'âge, le sexe. Réservoirs de décharge des voies de drainage, une corrélation existera durant le cours normal de la vie :

1° Entre l'agrandissement de ces cavités & les modifications éprouvées par le calibre & le nombre des veines, c'est-à-dire avec le volume veineux.

2° Entre leurs volumes, les masses musculaires & les masses squelettiques crâniennes.

Chez le nouveau-né, pour lequel le monde n'est qu'une mamelle intermittente, de même pendant la première enfance, « les veines sont remarquables par leur faible développement & contrastent avec la grande richesse de l'arbre artériel. Cette différence est surtout sensible quand on compare non les gros troncs, mais les branches et les rameaux, avec les divisions correspondantes des artères » (Charpy). — Les innombrables veinules des os de la voûte, pourvues de leur gaine lymphatique, assureront l'élimination des déchets, aidées encore par un autre appareil de dérivation pour la circulation locale, qui se trouve dans le diploë des os du crâne de l'enfant : les canaux de Sucquet ou canaux dérivatifs (Lauger). « Les deux systèmes veineux & artériels semblent avoir un volume égal » (Charpy). Le processus d'intégration, constructif ou anabolique, devant être, à l'état normal, nécessairement très prépondérant, les *sinus ossi* seront petits.

Une poussée veineuse a lieu à l'époque de la puberté et, chez l'adulte, le volume des veines est le double de celui des artères (Haller-Sappey). Le lacis vasculaire de la pie-mère ne possède-t-il pas six fois plus de veines que d'artères? (Fort, *Anat.*). Les *sinus ossi* se développeront parallèlement, ainsi que les cellules mastoïdiennes, véritables sinus.

Quand l'homme a franchi un certain âge, le calibre des veines, par suite le volume, augmente considérablement; le processus de désintégration, destructif ou catabolique, prédomine de plus en plus : l'état régressif de tous les tissus s'accentue ainsi que le ralentissement du courant sanguin. Le volume des *sinus ossi* suivra, *pari passu,* la même progression croissante. Chez les vieillards, l'agrandissement de ces cavités prend d'énormes proportions.

Chez la femme, dont la masse musculaire & squelettique est inférieure à celle de l'homme, on trouve parmi les caractères spéciaux au crâne féminin, le faible poids & le moindre volume absolu du crâne, une épaisseur moindre des parois. Les *sinus frontaux* sont petits (Poirier).

Chez les fossiles des couches quaternaires, dont les masses musculaires, squelettiques & cérébrales étaient considérables, comme chez l'éléphant, les *sinus ossi* étaient très développés (Huxley).

CONCLUSIONS.

Emonctoires des os, les *cavités d'agrandissement* ou *sinus ossi* sont des réservoirs de décharge du travail des ostéoblastes : par voie indirecte, de l'encéphale lui-même. Les fosses nasales, grâce à ces importantes fonctions des sinus, peuvent être considérées comme pouvant jouer le rôle d'«émonctoires du cerveau».

Ces conclusions font prévoir que la décharge des déchets des os & de l'encéphale se produisant par cette *voie de sortie* sur les muqueuses des différents sinus, la suractivité fonctionnelle de ces membranes donnera lieu aux hypersécrétions que l'on constate. Elles traduisent un état fonctionnel des réflexes déjectifs vaso-dilatateurs, en puissance d'élimination, & indiquent que ces réflexes succèdent fatalement aux réflexes défensifs vaso-constricteurs, qui, préalablement, ont causé les symptômes de douleur, d'inflammation, de fièvre, etc. Ce ne sera donc pas seulement la *quantité* de la sécrétion qui sera modifiée, mais surtout la *qualité*. Le mucus abondant, très clair, aqueux du coryza aigu, déterminera, par son contact, des excoriations des orifices des narines, qui seront rouges & douloureux. Un arrêt dans l'élimination, en intéressant les follicules clos de la muqueuse de l'arrière-cavité des fosses, pourra devenir le point de départ de tumeurs adénoïdes du nez.

L'importance du rôle fonctionnel des *sinus ossi*, voie de décharge vicariante, se signale par les maladies dues à la rétention des déchets; il était également possible de prévoir que les maladies graves du nez, de l'oreille & du pharynx nasal atteindraient surtout les sujets chez lesquels l'exiguïté des sinus serait la plus grande; la statistique nous en fournit la preuve.

L'ozène frappera de préférence les sujets du sexe féminin. Les végétations adénoïdes du pharynx nasal sont une affection de l'enfance. Le *facies adénoïdien* caractéristique des altérations du squelette de la face sera accompagné de céphalée persistante, d'otite moyenne suppurée, de coryza &, par ensemencement de proche en proche, d'angine, de laryngite striduleuse, etc., toutes affections provoquées par une rétention des déchets due à une dystrophie osseuse.

Le lobe frontal comprenant en poids total les 43 centièmes du poids du cerveau, ce seront les produits de déchets du travail de ce lobe, intéressé par une cause morbide, le froid, etc., qui prendront surtout la voie d'excrétion sinusienne. Si, dans ces cas & par suite du manque d'énergie des réflexes de défense, une rhinite devient chronique, des troubles psychiques, tels que l'hypocondrie, accompagneront cet état. Des altérations plus graves des centres nerveux, produites par les fermentations léthales, pourront même occasionner des hémiplégies d'origine corticale, surtout chez les vieillards, qui voient survenir la cessation complète des coryzas auxquels ils étaient fréquemment sujets, en particulier aux changements de saison. Chez l'adulte, on voit la névralgie du trijumeau cesser ou s'amender notablement lorsque les réflexes déjectifs auront produit un écoulement nasal abondant; d'après Vulpian & Prévost, il serait dû à l'excitation du ganglion sphéno-palatin de Meckel.

Les bacilles de Koch, introduits par la voie digestive, peuvent traverser la muqueuse intestinale saine sans laisser de traces de leur passage (expériences de Dobroklonski); mais, en thèse générale, les muqueuses & la peau, non excoriées, ne sont pas attaquées par les microbes, qui ne les traversent pas. Les cas de coryza, d'otite, provenant d'infection exogène seront donc rares, les glandes de la muqueuse jouissant d'un pouvoir bactéricide actif (Lermoyez & Wurtz), relativement à ceux d'origine osseuse ou encéphalique, dus à une infection endogène ou à une rétention de déchets.

L'observation du sujet Ch. X... fait voir que, à la suite des conflits encéphaliques ou ayant les os crâniens pour théâtre, conflits maîtrisés, dirigés par les réflexes de défense vaso-constricteurs, les réflexes déjectifs produisaient un coryza intense & un catarrhe du pharynx nasal; que les produits septiques éliminés avaient une odeur fétide, excoriaient la peau (la partie rejetée par la gorge avait, suivant l'expression du malade, *le goût de pourri*). Nez & gorge, telles étaient les premières voies d'excrétion. Mais la décharge des voies de drainage n'était pas effectuée, car une bronchite ne tardait pas à se déclarer, souvent précédée d'angine & de laryngite : l'ensemencement des bronches s'était donc produit de haut en bas; la bronchite était nécessairement d'origine nasale & la contamination s'était opérée par la voie aérienne. La bronchite donnait lieu à de nouveaux réflexes défensifs; la fièvre se déclarait. Le conflit terminé, les déchets ensemencés étaient expulsés du poumon par les réflexes déjectifs, sous forme d'expectorations auxquelles se joignaient des sueurs & des urines chargées, l'excrétion uréique étant très augmentée. L'élimination n'était cependant pas encore complète, car une certaine quantité de déchets prenait la voie intestinale, déterminant une entérite aiguë, suivie de selles diarrhéiques abondantes, qui terminaient enfin l'expulsion & débarrassaient complètement l'organisme, prouvant que la diarrhée n'était qu'une *fonction*. Il semble donc que les portions différentes des membranes épithéliales des muqueuses, des *cavités d'agrandissement* au rectum, se soient trouvées successivement mises en contact par les voies lymphatiques & veineuses avec les produits septiques de provenance encéphalique ou osseuse. Toutes ces muqueuses forment ainsi dans leur ensemble une vaste *voie de sortie* des matériaux de déchets, soumise aux fonctions des réflexes déjectifs, qui se manifestent par de l'hypercrinie, tantôt localisée, tantôt généralisée.

L'étymologie du mot coryza, de *corys,* casque ou crâne, parce qu'on supposait que l'écoulement venait du cerveau, serait donc, dans les cas d'infection endogène, cas les plus fréquents, pleinement justifiée.

www.ingramcontent.com/pod-product-compliance
Ingram Content Group UK Ltd.
Pitfield, Milton Keynes, MK11 3LW, UK
UKHW020325220726
13923UKWH00003B/1381

9 782019 284121